나를 살리는 피
늙게 하는 피
위험한 피

다카하시 히로노리 지음 | 윤혜림 옮김

전나무숲

맑고 건강한 혈액이
건강의 핵심

혈액의 건강은 활기찬 삶을 누리기 위한 조건이다. 내 몸 어딘가 손상된 부위에만 주목하고 그것만 근심할 것이 아니라, 눈을 돌려 내 몸 구석구석을 흐르고 있는 혈액을 맑고 건강하게 만들려고 애쓰자. 그러면 불쾌하거나 고통스런 증상들이 조금씩 줄어들고 내일을 향한 의욕도 샘솟게 될 것이다. 정말일까 하고 의심하는 사람도 있겠지만 그것이 거짓이 아니라는 것은 혈액이 가르쳐 줄 것이다.

생혈액 관찰(FBO)은 질병을 진단하기 위한 수단이 아니다. 신체 상태와 체질을 파악하고 건강하고 아름다운 신체를 만들기 위한 지표와 같은 것이다.

이 책은 의학 교육을 받지 않은 일반 독자라도 쉽게 이해할 수 있는 내용으로 구성했다. 먼저 살아 있는 혈액을 관찰할 때 나타나는 대표적인 상태와 그에 관한 소견을 설명할 것이다. 그다음은 대표적인 증상의 사례를 소개하면서 증상과 영상으로 보이는 혈액의 상태가 어떤 관련이 있는지를 설명하고 그 증상을 개선할 수 있는 방법을 알아볼 것이다. 마지막으로 맑고 건강한 혈액을 유지할 수 있는 생활습관을 제시하면서 혈액을 살리려면 어떻게 하면 좋을지를 이야기할 것이다.

혈액을 맑고 건강하게 되살려서 내일의 당신이 오늘의 당신보다 더 건강하고 아름다워진다면 당신을 비롯한 모두가 행복해지리라 믿는다. 이 책이 여러분께 많은 도움이 될 수 있도록 꼭 마지막까지 함께하기 바란다.

차 례

PART 1

생혈액 관찰(FBO)의 세계

혈액이 효과적이고 빠르게
알려주는 몸의 상태

　내가 혈액을 살아 있는 상태에서 관찰하게 된 계기는 몇 년 전의 일이다. 일본내과학회 총회가 열렸던 장소에 의료기기 전시장이 마련되어 있었다. 그중 한 곳에 암시야(暗視野) 현미경 코너가 있었다. 그곳에서 나는 모니터를 통해 살아 움직이고 있는 백혈구의 생생한 모습을 보게 되었다. 물론 학술적인 영상을 본 적은 전에도 있었지만 그렇게 간단한 방법으로 바로 그 자리에서 살아 있는 혈액의 세포를 볼 수 있다는 점에 무척 놀랐다. 모니터를 바라보며 혈액 속에서 미세하게 움직이고 있는 생물체의 존재에 눈을 떼지 못했다.

　암시야 현미경을 이용하여 혈액을 살아 있는 상태에서 관찰하는 방법을 계승해 온 학파가 있다는 사실도 그때 알았다. 평소에 배

워왔던 익숙한 현대 혈액학과는 개념이 달랐지만 직접 눈으로 본 혈액의 세계에 크게 흥미를 느낀 나는 생혈액 관찰(FBO)을 일상 진료에 도입할 수 있는 방법이 없을까 고민하기 시작했다.

간절히 바라면 이루어진다고 했던가. 신기한 일이 일어났다. 함께 근무하던 동료 의사가 생혈액 영상에 대해 잘 알고 있는 사람을 소개해 준 것이다. 신이 주신 만남이라고 굳게 믿고 나는 스스로 만족할 때까지 생혈액 관찰에 필요한 기술과 지식을 열심히 배우고 익혔다. 그리고 생혈액 관찰이 현대의학과 모순되지 않는다는 점을 확인한 다음 이를 곧바로 일상 진료에 활용하기 시작했다. 클리닉을 개원한 뒤로도 혈액 표본을 계속 관찰한 데다, 현미경도 올림푸스와 니콘 제품의 상위 기종을 갖추고 있었기 때문에 진료 틈틈이 미시의 세계를 보는 것에 있어서는 큰 어려움도 없었다.

혈액을 살아 있는 상태에서 관찰하는 생혈액 관찰을 시작한 지 얼마 되지 않아, 혈액의 상태가 그 사람의 건강 상태를 반영할 뿐만 아니라 여러 가지 증상의 원인을 아는 데도 도움이 된다는 사실을 알게 되었다. 또 혈액의 변화를 보고서 CT나 내시경 등의 추가적인 검사를 했더니 실제로 질병이 발견된 경우를 여러 차례 경험하기도 했다. 혈액은 우리 몸에 발생한 이상을 재빠르게 알려주고 동시에 어떻게 하면 그 이상을 개선할 수 있는지도 가르쳐준다.

혈액을 살아 있는 상태에서 관찰하고 분석하는 의사는 나 말고도 여러 사람이 있다. 그중에는 서양의학에도 지식이 깊어 두 가지를 병행하는 의사도 있고, 이와 반대로 서양의학을 정면으로 부정하는 의사도 있다. 의학계의 상식에 어긋난 터무니없는 이론을 주장하는 의사가 있는가 하면, 심한 경우에는 아무 지식도 없는 문외한이 단순히 상품을 선전하기 위해 오로지 걸쭉한 혈액과 맑은 혈액만을 번갈아 보여주는 일도 벌어지고 있다.

이런 배경 탓에 생혈액 관찰 자체를 신뢰성 없는 검사법으로 잘못 이해하는 사람이 많다. 그러나 내가 경험한 생혈액 관찰의 세계는 매우 심오하며, 이를 제대로 이해하고 정확한 지식을 갖고 활용한다면 현대의학과의 상승효과도 기대할 수 있다.

나는 여전히 현대의학에 기준을 두고 진료를 하고 있으며 내 클리닉에는 CT나 내시경 등의 진료기기도 갖추고 있다. 예전에 공립 대형 병원에 근무했을 때는 거의 해마다 학회에서 증상 사례를 보고했으며, 마지막 진단 수단인 환자의 부검에는 어느 의사 못지않게 여러 번 참여했다. 그런 점에서 생혈액 관찰(FBO)은 분명 의학적 원리에 의해 뒷받침되고 있다고 확신한다.

분석과 관찰의
미묘하지만 큰 차이

생혈액 관찰을 의미하는 FBO는 내가 새로 만들어 낸 말이다. 그래서 많은 사람들이 낯설어 하기도 한다. 이전에는 생혈액 관찰을 그때까지 배운 대로 생혈액 분석을 뜻하는 LBA(Live Blood Analysis)로 줄여서 불렀다. 그런데 얼마 지나지 않아 LBA라는 용어에 조금 위화감이 들기 시작했다. 분석(Analysis)이라는 말은 왠지 기계적이고 수치화되어 있다는 인상이 강하다. 그런데 혈액을 살아 있는 상태에서 본다는 것은 그것과는 이미지가 좀 다르다. 혈액을 관찰하는 사람의 기량이나 감성, 좀 더 과장하면 움직이고 있는 혈액 세포에 대한 애정이 있어야만 비로소 살아 있는 정보를 얻을 수 있기 때문이다. 예를 들어 강(江)의 상태를 조사한다고 하자. 강물을 기계에 걸러 여러 가지 화학물질의 측정값을 보고 그

강이 어떤 상태인지 결론을 내리는 것이 '분석'이라면, 강물에서 헤엄치고 있는 물고기를 지켜보고 그 모습과 움직임에서 그 강이 어떠한 상태인지를 미루어 생각하는 것은 '관찰'이라고 할 수 있다.

솜씨 좋고 경험이 풍부한 어부나 사냥꾼은 동물의 생태에 일어난 변화만 보고도 자연환경의 이변을 누구보다 빨리 알아채는 경우가 있다.

혈액을 보고 신체의 상태를 아는 것은 동물의 생태를 보고 자연환경의 상태를 아는 것과 비슷하다. 그러니까 분석(Analysis)이 아니라 관찰(Observation)이라는 용어가 알맞다.

혈액의 변화를 통해 신체의 이상을 알아채고 곧바로 대응하면 발병 전에 건강을 회복할 수 있지만 이를 간과하면 나중에 심각한 질병이 될 수 있다는 점도 마찬가지다.

과학적인 요소와 감성이라는 두 가지에 의해 성립되는 '관찰'이라는 방법에는 처음부터 전문적인 지식이 없더라도 경험을 통해 점차 배우고 익힐 수 있는 용이함이 있다. 또한 열의를 가지고 전념하면 평균적인 수준을 뛰어넘는 기량에 도달할 수 있는 참된 묘미도 있다. 이처럼 생혈액 관찰(FBO, Fresh Blood Observation)은 심오하지만 누구나 쉽게 이해할 수 있는 뛰어난 검사법이다. 지금부터 여러분과 함께 여러 가지 혈액 상태를 보기로 하자.

PART 2

몸의 상태를
알려주는 혈액

혈액 관찰을 위한
기본지식 쌓기

적혈구의 네 가지 특징

적혈구에는 다른 세포에서는 볼 수 없는 몇 가지 특징이 있다.

① 적혈구는 산소를 운반한다

적혈구 속에는 1분자(分子)의 철을 함유한 헤모글로빈(hemoglobin)이라 단백질이 있다. 헤모글로빈은 붉은 혈색소다. 혈액이 붉은색을 띠는 것은 바로 이 때문이다. 헤모글로빈의 철이 2분자의 상태일 때 산소가 결합하여 적혈구에 의해 온몸의 조직으로 산소가 운반된다. 철분이 부족해서 빈혈이 일어나는 사람이 있는데, 이는 적혈구 자체의 수가 줄어들기 때문이 아니라 헤모글로빈이 제대로 생성되지 못하는 데 원인이 있다. 혈장 속에 녹아서 운반되는 산

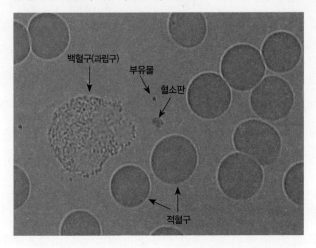

:: 혈액 내 적혈구, 백혈구, 혈소판, 부유물

백혈구(과립구)

부유물

혈소판

적혈구

소는 그 양이 매우 적기 때문에 적혈구가 활동하지 않으면 산소가 온몸의 세포에 전달되지 않는다.

② 적혈구는 원반 모양이다

정상적인 적혈구는 공처럼 둥근 구형(球形)이 아니라, 지름이 7~8μm에 두께가 2μm 정도 되는 가운데가 오목한 원반 모양이다. 이 독특한 형태 덕분에 적혈구는 자신의 지름보다 훨씬 더 가는 미세혈관 속에서도 모양을 바꾸어서 비틀어가며 흘러갈 수가 있다. 또한 이 형태는 동일한 부피의 구형에 비해 체표면적이 약 1.3배나 크기 때문에 산소를 받거나 전달하는 데도 유리하다.

③ 적혈구에는 핵이 없다

성숙한 적혈구에는 핵이 없다. 성숙 과정에서 소실되기 때문이다. 핵이 없다는 것은 적혈구가 자체적으로 필요한 에너지를 절약하는 데 매우 유리하다는 것을 뜻한다. 그 덕분에 약 20초 동안에 한 번꼴로 온몸을 순환하는 가혹한 조건에도 불구하고 적혈구의 수명은 약 120일이나 된다. 그 수명이 다하는 날까지 적혈구는 무려 50만 번이나 온몸의 조직에 산소를 운반할 수 있다.

④ 적혈구는 음이온에 둘러싸여 있다

또 한 가지 꼭 기억해야 할 중요한 특징이 있다. 적혈구 주위에는 음이온의 하전층이 존재한다는 사실이다. 이 음이온 하전층 덕분에 적혈구끼리 서로 밀어내서 달라붙지 않기 때문에 적혈구가 혈액 속에서 자유롭게 활동할 수 있는 것이다.

백혈구의 구성

현미경을 보면서 시야를 움직이면 군데군데서 백혈구를 관찰할 수 있다. 적혈구보다 훨씬 크고 아메바처럼 모양을 바꾸면서 돌아다니는 것이 과립구와 단핵구다. 과립구에는 단핵구처럼 병원체나 노폐물을 포식하는 역할을 맡은 호중구, 알레르기와 관련이 깊은 호산구, 그리고 호염기구가 있다.

라이트-김자(Wright-Giemsa) 염색 표본에서 호산구의 과립은 붉게, 호염기구의 과립은 진한 청색으로 염색된다. 호중구와 단핵구의 과립은 크기가 작고 어느 쪽도 아닌 애매한 색으로 염색된다. 살아 있는 상태에서는 호중구와 단핵구를 명확히 구별하기 어렵지만 호산구는 과립의 크기를 보면 어렴풋이 알 수 있다. 성숙한 과립구의 핵은 가늘고 긴 막대 모양 또는 분절된 형상을 가지고 있다. 과립구나 단핵구보다 작고 핵이 타원형이며 그다지 움직이지 않는 백혈구가 림프구다. 작은 림프구 중에는 크기가 적혈구와 비슷한 것도 있다. 림프구는 면역의 사령탑 역할을 하는 세포다. 림프구에는 B세포, T세포, NK세포 등 여러 종류가 있지만 형상만으로는 구별할 수가 없다.

지혈과 관련된 혈소판

혈소판은 적혈구 10~20개당 한 개 정도의 비율로 나타나는 작은 빵 부스러기 같은 모양의 세포다. 혈소판은 라이트-김자 염색 표본에서는 남색으로 염색되므로 쉽게 알 수 있지만 생혈액 관찰(FBO)에서는 경험이 부족한 사람이라면 다른 부유물과 구별하기 어려울 수 있다.

혈소판의 주된 기능은 지혈 작용이다. 따라서 혈소판의 수가 감소하면 출혈이 멎지 않게 된다.

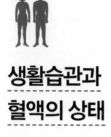

생활습관과
혈액의 상태

　이제까지 한 번도 본 적이 없는 혈액의 사진을 본들 무얼 어떻게 알겠느냐는 분들이 있을 것이다. 그러나 우리 모두에게는 반듯하고 아름다운 것과 일그러지고 추한 것을 구분할 줄 아는 감각이 있다. 막 태어난 오리의 새끼에게 부리가 둥글고 목이 긴 새의 모형을 보여 주면 별다른 행동을 보이지 않는다. 그러나 부리가 뾰족하고 목이 짧은 새의 모형을 보여주면 당황하며 허겁지겁 도망치려고 한다. 우리 인간에게도 태곳적부터 물려받아 온 감성이 있다. 마음을 비우고 솔직한 기분으로 보면 혈액이 무엇을 가르쳐주는지 알 수 있다.

　먼저 두 사람의 혈액 사진을 살펴보자. 한 사람은 20세의 여성이고 또 한 사람은 80세의 남성이다. 이 각각의 사진이 과연 누구

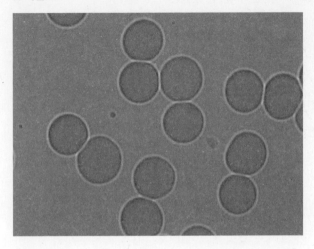

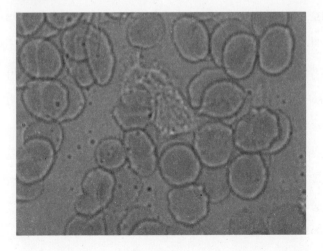

의 혈액 사진인지 알 수 있겠는가?

사진 A에는 둥근 모양의 세포가 많다. 이것이 적혈구다. 사진 A의 혈액은 깨끗하고 모든 세포가 평온한 느낌이면서 자유롭고 힘차 보인다. 이에 비해 사진 B의 혈액에는 지저분한 것들이 많이 보인다. 적혈구는 맥없이 일그러져 있고 서로 겹쳐 있다. 왠지 보기만 해도 기분이 좋지 않지만 과연 이 혈액의 주인은 건강이 괜찮을지 걱정이 된다면 당신의 감성은 지극히 정상이다.

대부분의 사람들은 사진 A의 주인은 20세의 여성이고, 사진 B의 주인은 80세의 남성이라고 생각할 것이다. 그런데 아니다. 사진 A가 80세 남성의 혈액이고, 사진 B가 20세 여성의 혈액이다.

사진 A의 주인공인 80세 남성은 젊은 시절부터 규칙적인 생활을 했다. 일찍 자고 일찍 일어나 날마다 아침 햇살 속에서 1시간 정도 산책을 했다. 식사도 규칙적으로 하고 신선한 제철 채소를 듬뿍 먹었으며 평소에 물도 충분히 마셨다. 다리와 허리가 꼿꼿하고 등줄기도 똑바르다. 깨끗한 피부에 활발한 인상을 가진 이 남성을 누가 여든 살로 알겠는가? 실제 나이를 알면 모두들 놀란다. 아무리 보아도 60대 전반으로 보이기 때문이다.

한편, 사진 B의 주인인 20세 여성은 몇 년 전부터 불규칙한 생활을 이어 오고 있다. 스낵이나 과자를 입에 달고 살며 하루 종일 빈둥거리다 밤늦도록 TV를 보느라 잠도 제대로 자지 않는다. 그러니 아침에는 쉽게 일어나지 못하고 이부자리 속에서 빠져나오기가 어렵다. 최근 몇 년간 아침 식사를 제대로 한 적이 없다. 점심은 대부분 빵이나 라면으로 때운다. 그렇다고 저녁 식사를 충분히 하는 것도 아니다. 마시는 것은 주스와 캔 커피뿐이다. 채소는 운동만큼이나 싫어한다.

아직 젊은 나이에 손톱과 머리카락이 까칠하고 피부에는 기미가 부쩍 늘었다. 본인을 앞에 두고 차마 말하긴 어렵지만 도무지 스무 살로는 보이지 않는다. 그보다 훨씬 더 나이가 들어 보이기 때문이다.

노화와 질병을 재촉하는
혈액의 오염

　누구나 혈액이 깨끗할 때는 원기왕성하고 건강하지만 혈액의 상태가 좋지 않을 때는 몸 상태도 나빠지고 부쩍 늙어버린다. 혈액의 상태는 성별이나 연령보다는 생활습관과 밀접한 관련이 있다. 혈액은 온몸을 빈틈없이 구석구석 돌아다니며 생명에 꼭 필요한 소중한 산소와 영양소를 운반한다. 또 작은 바늘로 손가락 끝만 살짝 찔러도 흔히 볼 수 있지만 내 생명의 원천이자 활력을 비추는 거울이다.

　'언제까지나 건강하게 살고 싶다'거나 '늘 원기왕성하고 아름답고 싶다'고 바라는 당신에게 가장 중요한 것은 혈액을 깨끗하게 지켜서 건강하게 만드는 일이다.

:: 건강한 상태 일 때의 혈액 중 적혈구

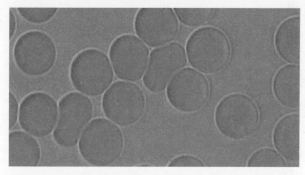

우리 몸이 건강한 상태에서는 적혈구가 반듯한 원반 모양을 하고 있으며 뭉치거나 겹치지 않고 하나하나 따로 움직인다. 또한 탄성이 풍부하므로 서로 부딪혀서 변형이 되어도 곧바로 원래의 모양으로 되돌아온다. 그리고 혈장 속에 쓸데없는 부유물이 나타나는 일도 없다.

:: 건강한 상태의 혈액 중 백혈구

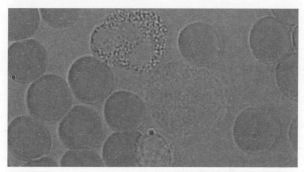

위 사진에서는 두 종류의 백혈구를 볼 수 있다. 백혈구는 적혈구보다 크기도 크고 과립 형태를 띠고 있는 것이 많다. 림프구의 경우 작은 것은 적혈구와 크기가 비슷(맨 아래)한 것도 있다. 위의 것은 과립 형태의 백혈구이고 중간에 있는 것은 단핵구로 추정된다.

이것이 바로
위험한 상태의 혈액

어떻게 하면 내 혈액을 깨끗하고 건강하게 지킬 수 있는지 알려면 먼저 나쁜 상태의 혈액이 어떤 것인지 알아야 한다. 지금부터 인체를 늙게 만드는 위험한 상태의 혈액을 보기로 하자.

생혈액 관찰(FBO)은 다른 검사에 비해 신속하게 신체의 이상을 찾아낼 수 있다. 이때 적절하게 대처하면 혈액은 건강한 상태로 회복되지만 그렇지 않으면 노화나 신체에 불쾌증상을 초래하게 되고, 경우에 따라서는 심각한 질병으로 발전할 수 있다.

크기와 모양이 변형된 적혈구

적혈구는 본래 반듯한 원반 모양이지만 여러 가지 원인으로 형태가 변할 수 있다. 변형이 심한 경우에는 본래의 형태에서 크게

:: 정상 크기보다 작고 반지 모양을 한 적혈구

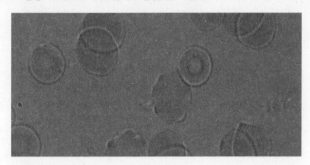

:: 톱니 모양으로 변형된 적혈구

:: 바늘 또는 돌기 모양을 한 적혈구

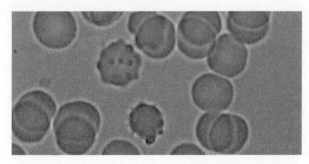

벗어나기도 한다. 적혈구 막이나 헤모글로빈 구조에 선천적 이상이 있는 특수한 질병을 제외하면 체내 환경의 악화가 적혈구 변형의 주요 원인이다.

적혈구 변형에서 자주 나타나는 현상은 적혈구의 크기가 일정하지 않고 제각각이다. 원인은 미네랄이나 비타민(특히 비타민 B_{12}나 엽산)의 부족으로 보고 있다. 철결핍성 빈혈이나 지중해 빈혈(thalassemia, 적혈구 내의 헤모글로빈 기능에 장애를 일으키는 질환) 같은 특수한 헤모글로빈 이상증 환자에게서는 정상 크기보다 작고 얇은 적혈구가 두드러지고 때때로 반지 모양의 적혈구(적상적혈구)가 출현하기도 한다.

이따금 과도한 음주나 간 기능이 저하된 상태에서도 유사한 변화가 나타나는 경우가 있다. 적혈구 표면에 혹이나 가시 또는 바늘 모양의 돌기가 눈에 띄는 경우가 있는데, 이는 체내 독소의 배설 및 정화가 원활하지 않을 때 많이 보이는 현상이라고 할 수 있다. 원인으로는 위와 장이 약해서 대변이 원활하지 않거나 수분 섭취가 부족해서 오줌의 양이 적거나 또는 운동 부족으로 땀을 잘 흘리지 않는 경우 등을 들 수 있다.

한편, 강한 스트레스에 노출될 때 적혈구는 둥근 모양을 잃고 톱니 모양으로 변형되는 경향이 있다.

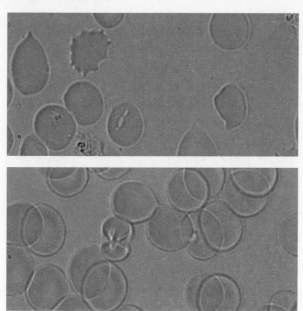

적혈구의 위험한 변형

가장 주의해야 할 것은 적혈구 내에 깊은 절개나 봉입체(바이러스에 감염된 세포의 세포질이나 핵 속에 있는 바이러스 입자)가 보이는 변형이다. 이러한 변형은 체력이 심하게 저하되었을 때 주로 나타난다. 만약 이런 변화가 현저하다면 사태를 심각하게 받아들여야 한다. 암과 같은 심각한 병이 숨어 있을지 모른다. 이런 경우에는 추가적으로 정확하고 상세한 진단을 받는 것이 좋다.

이러한 적혈구의 변형이 확인된 환자에게 건강진단을 실시한 결과 매우 높은 확률로 질병이 발견되곤 한다. 통원 중인 암환자의 적혈구를 보면 매우 강한 변형이 나타나는 경우가 있다. 따라서 지금 당장은 뚜렷한 질병이 발견되지 않더라도 제대로 대처해야 신체 기능이 약화되는 것을 막을 수 있다. 이때야말로 흐트러진 생활습관을 바로잡는 좋은 기회로 삼아야 한다. 설령 암이 발견되더라도 체내 환경이 개선되고 혈액의 상태가 호전되면 암은 더 이상 진행을 멈추고 전신의 상태도 차츰 회복된다. 그러므로 치료와 병행하여 적극적으로 체질을 개선하는 것이 매우 중요하다.

적혈구의 연전현상과 그 원인

적혈구가 사슬처럼 서로 겹쳐서 연결되어 있는 상태로, 마치 동전이 쌓여 있는 것처럼 보이기 때문에 연전(連錢)이라고 부른다.

의사들에게는 '적혈구의 연전 형성'이라고 하면 곧 '다발성골수종(多發性骨髓腫) 같은 고글로불린혈증 환자에게서 나타나는 것'이 상식일 정도로 잘 알려진 현상이다. 그러나 실제로 적혈구의 연전 현상은 체내 환경의 변화에 의해 누구에게나 일어날 수 있다.

적혈구에 연전이 형성되는 주요 요인으로는 주로 탈수와 양이온의 증가를 들 수 있다. 앞에서 말했듯이 적혈구 주위에는 음이온의 하전층이 형성되어 있기 때문에 적혈구끼리 밀어내는 성질이 있어서 서로 달라붙거나 뭉치지 않는다. 그런데 혈액 속에 양이온

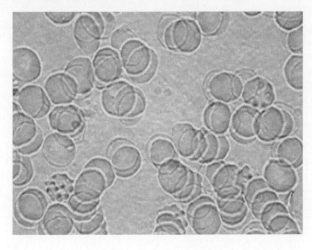

이 늘어나면 그것이 불리하게 작용하여 적혈구가 서로 달라붙기
쉬워진다. 체내에 양이온이 늘어나는 원인 중 하나는 주위의 양이
온에 직접 노출되는 것이다. 특히 컴퓨터 등의 사무자동화 기기
부근이나 밀폐된 공간, 비가 오는 날씨에 양이온이 늘어나는 것으
로 알려져 있다. 날씨가 궂을 때 어깨 결림이나 두통을 호소하는
사람이 많은 것도 바로 이 때문인 것으로 생각된다. 또한 여러 가
지 영양소에 양이온이 대전(帶電)되어 혈액 속으로 들어오는 경우
도 있다. 특히 단백질과 관계가 깊은 듯하다. 단백질 보충 음료를
마신 후에 적혈구에서 뚜렷한 연전현상이 관찰되는 경우가 많다.
　오해가 없도록 한 가지 덧붙이자면 흔히 일부 언론에서는 적혈

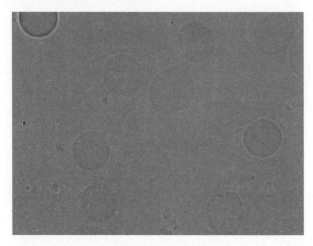

구가 연전을 형성한 상태만 예로 들어 '탁하고 걸쭉한 혈액'이라고 말하지만 사실 혈액의 '걸쭉한 상태'는 적혈구의 연전현상뿐 아니라 혈액 속의 부유물을 비롯한 여러 가지 원인이 있다.

유령처럼 사라지는 적혈구의 용혈 현상

적혈구의 용혈(溶血)이란 위의 사진에서 보이듯 적혈구가 급하게 팽창해 마치 유령처럼 사라져서 보이지 않는 현상을 말한다. 이 현상은 영양의 균형이 깨진 상태에서 잘 일어난다. 특히 당질의 과잉 섭취와 관계가 깊은 듯하다. 비만인 사람이나 당뇨병 환자, 평소 탄수화물을 지나치게 섭취하는 사람에게서 많이 나타난다.

혈액 속을 떠다니는
탁하고 오염된 부유물질들

혈액은 무균 상태가 아니다

혈액의 액체 성분, 즉 혈장 속에는 당이나 단백질, 전해질 등의 영양소나 응고인자, 면역글로불린 등이 존재한다. 오랫동안 나는 그런 물질은 광학현미경으로는 볼 수 없는 것이라고 알고 있었다. 그런데 혈액을 살아 있는 상태에서 관찰해 보니 실로 다양한 성상(性狀)의 부유물이 보이는 게 아닌가? 그 광경을 처음 보았을 때의 놀라움이란 말로 표현하기 어려울 정도다. 무균 상태의 성역이라고 믿었던 혈액 속에 이렇게 지저분한 이물질들이 존재한다. 그중에는 적혈구보다도 훨씬 커서 현미경의 관찰 시야를 벗어나는 것이 있는가 하면, 혈액 속을 제 맘대로 헤엄쳐 다니는 박테리아 모양의 부유물까지 있었다.

그런데 나를 더욱 놀라게 한 것은 이런 부유물들이 내 자신의 혈액 속에도 버젓이 자리 잡고 있다는 사실이었다. 이쯤 되면 의사인 나로서도 동요를 감출 수가 없었다. 그것이 무엇이건 간에 적혈구보다 훨씬 더 큰 부유물이 많이 존재한다면 당연히 모세혈관 내의 흐름이 나빠질 것이고, 게다가 한술 더 떠서 박테리아 같은 세균이 증식하고 있는 데에야 그냥 보고만 있을 수는 없는 일이었다.

그 이후 나는 식생활에 주의를 기울이게 되었고 최대한 신체의 배설 및 정화력을 높이려고 애를 썼다. 혈액 속에 부유물이 많이 보이는 사람들 중에는 식생활이 불규칙하거나 신체의 여러 곳에서 불쾌한 증상을 호소하는 경우가 많다.

체내 정화력의 정도를 알려주는 플라크

플라크(plaque)란 혈액 속에 존재하는 부정형 부유물을 말한다. 플라크의 대부분은 떨어져 나간 혈관 벽의 조각이나 완전하게 분해되지 않은 영양물질로 추정된다. 옆에 제시한 사진들처럼 모양이나 크기, 색채도 불특정하다 보니 현미경의 시야를 벗어날 만큼 크거나 타르가 침착된 것, 또는 착색 첨가물에 의해 선명한 색을 가진 것에 이르기까지 다양한 형태의 플라크가 관찰된다.

그 성분이 무엇이건 간에 적혈구보다 훨씬 더 큰 플라크가 부유하고 있다면 모세혈관의 수준에서는 혈액의 흐름이 나빠질 것은

:: 혈액 내 존재하는 다양한 형태의 플라크

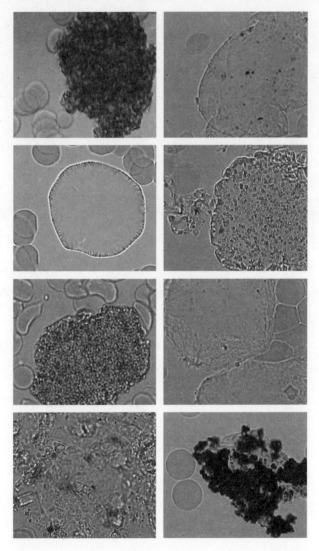

분명하다. 적혈구의 지름은 7~8㎛인 데 비해 모세혈관은 그 절반 정도밖에 되지 않기 때문이다. 기특하게도 적혈구는 하나씩 제 몸을 비틀어가며 그런 좁은 곳을 어렵사리 통과한다. 큰 플라크의 출현이 두드러질 때는 체내의 분해력과 정화력이 저하된 것으로 보고 과식을 삼가고 가공식품의 섭취를 줄여야 한다. 또한 충분한 양의 물을 마시고 식이효소가 풍부한 신선한 식품을 먹어야 한다.

통풍과 요산 결정

요산 결정은 예리한 유리 조각 같은 결정체다. 진료 현장에서 요침사(尿沈渣) 검사 중에 요산 결정을 확인하는 경우는 자주 있었지만 혈액 속에도 똑같은 형상으로 존재한다는 사실을 비로소 알게 되었다. 날카롭고 깔끔한 모양에 이끌려 한참을 들여다보다가도 왠지 아픈 느낌이 들어 섬뜩하다. 그도 그럴 것이 요산 결정이 발의 관절 등에 침착하면 생체반응에 의한 염증을 일으킨다. 이것이 바로 바람만 닿아도 아프다는 통풍(痛風)이기 때문이다. 요산 결정이 두드러지게 나타날 때는 다음과 같은 원인이 의심된다.

① 혈청 요산치가 높다.
② 혈액의 산성화가 진행되었다.
③ 수분 섭취량이 부족하여 요산이 소변으로 충분히 배설되지 못한다.

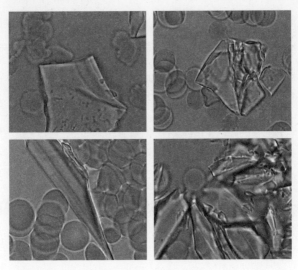

④ 혈액이 차가워지는 환경에서는 혈장 속에 녹아 있는 요산이
   결정화되기 쉽다.

과학 실험을 한번 떠올려 보자. 따뜻한 물에 녹아 있던 다량의
소금이, 물이 식으면서 결정이 되는 것과 마찬가지 원리다. 그렇게
생각하면 통풍의 염증이 주로 엄지발가락 관절에 생기는 이유도
알 수 있을 것이다.

과식과 입자상 부유물

입자상(粒子狀) 부유물이란 옆의 위쪽 사진에서 보이듯 마치 작은 먼지가 춤추듯이 요리조리 움직이는 알갱이 모양의 부유물을 말한다. 그 대부분은 주로 유적(油滴) 성분(chylomicron)으로 추정된다. 기름지고 걸쭉한 국물처럼 지방이 농후한 음식을 먹은 직후에는 누구나 혈액에 이런 부유물이 나타나지만 몇 시간 지나면 사라지는 것이 보통이다.

그런데 공복 시에도 이러한 현상이 관찰되는 사람이 있다. 그런 사람은 대부분 평소에 외식이 잦거나 과식을 하는 경향이 있어 내장이 지치고 약해져 있을 것이다. 초음파 검사를 해보면 지방간인 경우가 많다.

혈액에 이러한 현상이 두드러질 때는 먼저 과식을 삼가는 것이 무엇보다 중요하다. 특히 지방이 많은 음식을 줄이고 충분한 물과 싱싱한 채소를 듬뿍 섭취해야 한다.

적혈구를 괴롭히는 조상 부유물

조상(藻狀) 부유물이란 마치 바닷말(해조류의 일종)이 지저분하게 피어난 것처럼 보이는 부유물을 가리킨다. 이 부유물은 적혈구의 흐름을 방해하기 때문에 부유물 주변의 적혈구는 변형이 되거나 옴짝달싹 못해서 괴로워한다. '적혈구가 괴로워한다'라는 표현은 그다지 객관적이고 과학적이지 못한 표현이라고 할지 모르지만 혈

:: 혈액 내 입자상 부유물

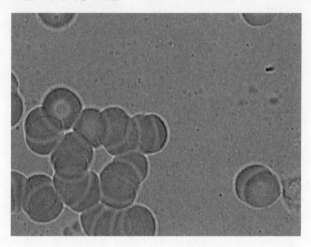

:: 혈액 내 조상 부유물

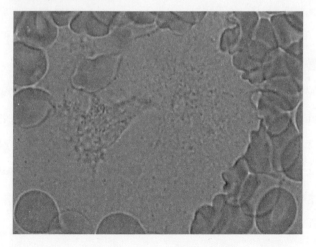

액의 상태를 보고 있으면 그런 느낌밖에 들지 않는다.

진료 경험에서 말하면 몸 여기저기가 가렵거나 비염이 심해진 환자의 혈액에서 이 현상이 두드러진다. 조상 부유물의 정체가 무엇인지는 알 수 없지만 신체의 배설과 정화력의 저하에서 비롯된 것이 아닐까 추측하고 있다.

거미줄과 같은 섬유상 부유물

섬유상 부유물은 옆의 위쪽 사진에서처럼 마치 거미줄이 쳐져 있는 듯 보인다. 이러한 부유물이 있으면 적혈구의 움직임이 둔해진다. 감기 등으로 열이 났을 때나 여러 종류의 약제를 복용 중인 사람, 간 기능이 약해진 사람 등에게서 잘 나타나는 경향이 있다. 확신할 수는 없지만 상황이나 형상으로 판단할 때 석출된 응고인자(피브린)일 가능성도 있다.

가공식품 위주의 식사와 곰팡이상 부유물

곰팡이상 부유물이란 곰팡이상 부유물이란 부정형의 선상(線狀) 또는 포상(泡狀)으로 보이는 부유물을 말한다. 가공식품 위주의 식사를 하거나 체력이 떨어진 사람에게서 주로 발견된다. 이런 현상을 보이는 사람 중에는 가려움이나 습진이 쉽게 생기고 무좀이나 치조농루(齒槽膿漏, 치아를 턱뼈에 보호·유지시기는 치주조직의 만성진행성 질환)에 걸린 경우가 많다.

:: 혈액 내 섬유상 부유물

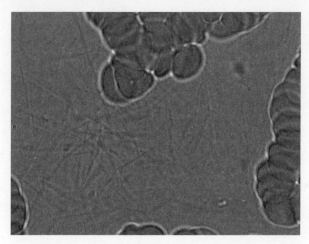

:: 혈액 내 곰팡이상 부유물

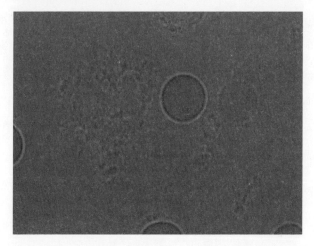

당질의 과다 섭취와 포상 부유물

포상(泡狀) 부유물이란 옆의 위쪽 사진에서 보이듯 혈장 속에 거품처럼 존재하는 이물질을 말한다. 효모양진균(酵母樣眞菌)처럼 보이지만 정확하지는 않다. 당질을 과다하게 섭취하는 사람에게서 주로 나타난다.

포상 부유물이 두드러지게 나타나는 사람의 혈액을 보면 다른 부유물이나 플라크 등도 함께 관찰되는 경우가 많다. 이런 점으로 미루어볼 때 혈액의 정화력이 저하되어 있는 것으로 추정된다.

패혈증과 박테리아 유주체

박테리아 모양의 유주체(遊走體)란 마치 곤충의 일종인 물맴이처럼 혈액 속을 제 맘대로 헤엄쳐 다니는 것을 가리킨다. 혈액을 관찰하기 전날 날생선이나 육류를 먹었을 때 주로 발견된다. 유주체의 크기와 형상은 박테리아(간균)와 매우 닮았다. 그렇다면 혈액속은 평소 완전한 무균 상태가 아니라 세균의 발육이나 증식을 억제하고 있는 정균(靜菌) 상태라는 뜻이다.

그 상태에서 면역력이 떨어지면 세균이 혈액 속에서 증식하여 패혈증(敗血症)을 일으킬 수도 있다.

:: 혈액 내 포상 부유물

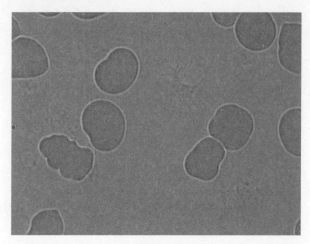

:: 혈액 내 박테리아 모양의 유주체

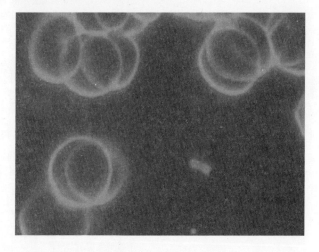

PART 3

위험한 피가 만든
심각한 질병과
치유의 사례

위험한 혈액 상태의 개선과
질병의 회복

탁하고 걸쭉한 혈액이 부른 마비증상

적혈구가 연전을 형성한 혈액을 맑게 만들려면 먼저 생혈액 관찰(FBO)의 소견을 통해 연전 형성의 원인을 찾아내 이를 제거해야 한다. 지금부터 세 사람의 예를 들어 이 과정을 설명하기로 하자.

첫 번째는 손끝에 자주 마비가 온다는 환자의 사례다. 이 환자는 평소 육류 요리 같은 고단백 · 고지방 식사를 즐긴다고 한다. 혈액 상태를 보면 적혈구가 연전을 형성하고 있을 뿐만 아니라 입자상 부유물이 가득하다. 과잉 섭취한 지방이 충분히 분해 · 정화되지 않은 것이 원인인 듯하다. 이런 경우 가장 먼저 해야 할 처치는 혈액 속의 불순물을 정화하는 일이다. 그래서 물과 효소보조제

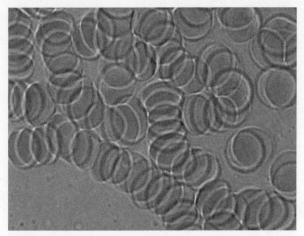

적혈구가 연전을 형성한 상태와 혈액 속에 보이는 입자상 부유물

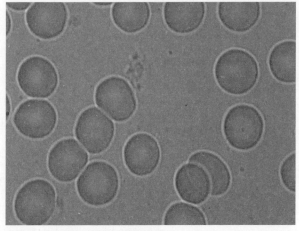

물과 효소보조제를 섭취한 후의 혈액 상태

를 섭취하게 하고 약 30분 후에 다시 한 번 혈액을 관찰했다. 그 결과 앞 페이지의 〈사진 1〉에서 보여지듯 적혈구의 연전 상태가 개선되었다.

두 번째는 밀폐된 실내에서 장시간 컴퓨터 작업을 하는 환자의 사례다. 이 환자는 거의 매일 두통이 일어나고 때때로 손끝에 마비가 온다고 한다. 혈액을 관찰하니 강한 연전현상이 보이기는 하지만 혈액의 오염은 첫 번째 사례의 환자만큼 심하지는 않았다. 이 경우는 주로 양이온이 적혈구 연전 형성의 원인으로 보인다.

이 환자에게는 음이온 환경이 유지되도록 특수하게 개조한 공간에서 잠시 휴식을 취하도록 했다. 그곳에서 1시간 정도 쉰 다음 혈액을 관찰했더니 적혈구의 연전 상태도 개선되고 증세도 가벼워졌다. 이 환자처럼 식생활이 아니라 주거환경의 개선이 필요한 경우도 있다. 음이온에 관해서는 뒤에서 자세히 설명하기로 한다.

세 번째 환자는 고칼로리·고단백질 식사로 인해 이미 고지혈증에 지방간이 된 상태다. 설계를 하는 직업의 특성상 하루 종일 컴퓨터 앞에 앉아서 일을 한다. 게다가 커피만 마시고 물은 거의 입에 대지 않는다. 그야말로 건강을 해치는 생활의 연속이다. 이 환자의 혈액을 관찰하니 옆의 〈사진 2〉처럼 예상대로 한 면 가득 부유물이 퍼져 있고 적혈구의 연전현상도 뚜렷하게 나타나 있었다.

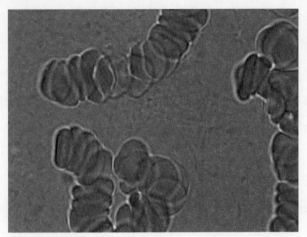

고지혈증에 지방간이 있는 환자의 처음 혈액

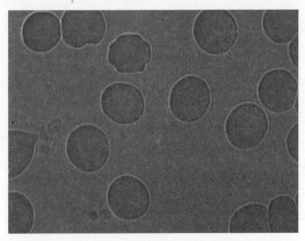

물과 효소보조제를 섭취하고 음이온 환경에서 휴식한 후의 혈액

이 환자에게는 물과 효소보조제를 섭취하게 한 다음 음이온 환경의 공간에서 휴식을 취하게 했다. 체내에 섭취하는 것과 주거환경을 모두 개선할 필요가 있기 때문이다.

그 결과 아래쪽 사진에서처럼 놀랄 만큼 혈액이 맑고 깨끗해진 것을 볼 수 있었다. 이처럼 혈액이 왜 탁하고 걸쭉해졌는지를 알면 혈액을 맑고 깨끗하게 만드는 것도 어렵지 않다.

곰팡이상 부유물이 가득한 어린이의 혈액과 두드러기

옆의 위쪽 사진은 만성 두드러기를 앓고 있는 초등학교 저학년 남자 어린이의 혈액이다. 고질적인 두드러기 증세가 좀처럼 나아질 기미를 보이지 않는다고 하는데, 혈액의 사진을 보니 플라크와 곰팡이상 부유물이 가득하다. 이 아이는 평소에 편식이 심한 데다 과자를 무척 좋아하며 채소는 거의 먹지 않는다고 한다.

이 혈액의 사진을 보니 어떤 생각이 드는가? "어린아이의 혈액이 이렇게 오염되어 있다니……." 하고 놀랐는가? 아니면 "요즘 아이들은 역시나!" 하며 충분히 이해가 가는가? 실제 이 어린이와 같은 사례는 결코 예외적인 경우가 아니다. 오히려 어른보다 더 심하게 혈액이 오염된 어린이도 있다.

오른쪽 아래 사진 역시 원인을 찾지 못한 채 몸 여기저기 가려움에 시달리고 있는 어느 어린이의 혈액이다.

어린이는 작은 어른이 아니다. 어린이가 술을 마시면 어떻게 될

:: 만성 두드러기를 앓고 있는 어린이의 혈액

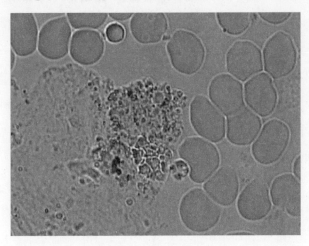

:: 몸 여기저기 가려움을 겪고 있는 어린이의 혈액 내 대형 클라크

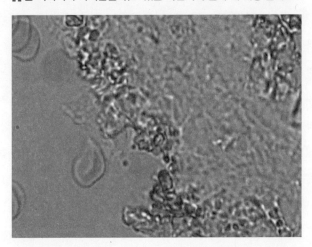

까? 아무리 적은 양이라도 술에 취해서 비틀거릴 것이다. 당연하다. 아이들은 위와 장, 간, 췌장 같은 소화기의 기능이 아직 약하기 때문이다. 식사도 마찬가지다. 어릴 때부터 어른과 똑같은 음식을 먹어서는 안 된다. 한식을 중심으로 잡곡, 뿌리채소, 싹, 콩, 열매, 버섯, 야채, 과일, 뼈째 먹는 생선, 해조류 등을 다양하게 섭취하되, 한 가지만 너무 다량으로 섭취해서는 안된다. 과자는 가끔 특별한 날에만 사 주도록 하자.

어린이뿐 아니라 어른 중에서도 여기저기가 가렵고 잘 낫지 않아 고민하는 환자의 혈액을 보면 대부분 심하게 오염되어 있다. 예상대로 가공식품이나 과자류를 무척 즐기고 신선한 채소는 거의 먹지 않는 사람들이 많다. 또한 물을 잘 마시지 않거나 운동을 하지 않고, 욕조에 천천히 몸을 담그는 일도 거의 하지 않는 경향이 있다.

혈액이 오염된 상태를 그대로 두면 몸이 약해진다. 따라서 우리 몸의 입장에서는 어떻게 해서든 오염 물질을 밖으로 배설하려고 한다. 그런데 물을 제대로 마시지 않고 운동도 하지 않는 악조건에서는 오줌이나 땀, 호흡 같은 일반적인 배설 경로로 그런 오염물질을 충분히 몸 밖으로 내보낼 수가 없다. 그래서 하는 수 없이 우리 몸이 선택한 방법이 바로 오염 물질을 피부를 통해 밖으로 내모는 것이다. 고질적인 습진이나 두드러기를 그러한 '배설'의 관점

:: 만성 습진 환자의 혈액 내 곰팡이상 부유물

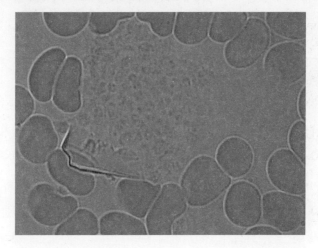

:: 만성 습진 환자의 혈액 내 불순물

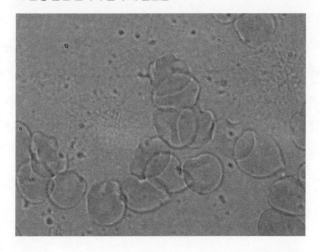

과 내 몸의 입장에서 생각해 보면 어떨까? 반드시 치유의 단서를 찾을 수 있을 것이다.

고질적인 두통의 끊임없는 반복

우리 주변에는 습관적인 두통 때문에 고생하는 사람이 많다. 진통제를 복용해도 그다지 효과가 없어 며칠씩 두통에 시달리기도 한다. 그리고 대부분의 사람은 병원에서 CT나 MRI 등의 검사를 받아도 별다른 이상이 발견되지 않고 편두통이나 스트레스성 두통으로 진단받고 약을 처방받는 경우가 많다. 약의 효과로 두통이 일시적으로 완화되기는 하지만 두통의 원인을 근본적으로 제거한 것이 아니어서 곧 재발하기 일쑤다. 그러면 또다시 두통이 시작되고 약을 먹고 견뎌야 하는 악순환을 반복하게 된다.

이렇듯 고질적인 두통을 호소하는 사람의 혈액을 생혈액 관찰(FBO)로 검사해 보면 적혈구의 연전현상이 관찰되는 경우가 많다. 이럴 때는 몇 가지 방법으로 혈액을 연전 형성 상태에서 맑은 상태로 되돌리면 두통이나 어깨 결림이 개선된다. 이후에도 잘못된 생활습관을 바로잡아 혈액에 연전현상이 일어나지 않도록 유의하면 두통이나 어깨 결림이 잘 일어나지 않는다.

∷ 두통 환자의 혈액 내 적혈구 연전현상과 섬유상 부유물

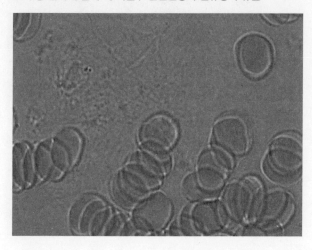

∷ 두통 환자의 혈액 내 적혈구 연전현상이 심한 상태

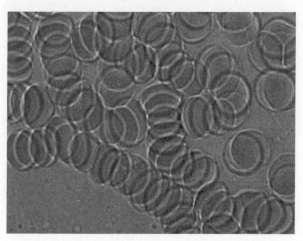

:: 두통 환자의 혈액 내 적혈구의 연전현상과 섬유상 부유물질

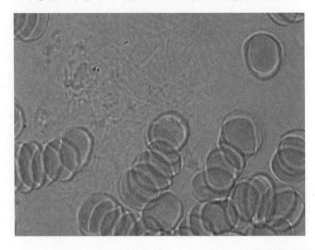

:: 두통 환자의 혈액 내 적혈구의 연전현상과 다량의 요산 결정

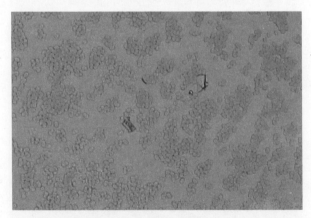

시야 전체에 적혈구의 연전현상이 나타나 있다(100배 관찰). 다량의 요산 결정이 있는 것으로 보아 수분 섭취가 부족하다는 것을 알 수 있다.

적혈구의 연전현상과 뇌경색

뇌경색이란 뇌에 영양을 공급하는 혈관이 막혀서 뇌세포에 산소나 영양을 운반할 수 없게 되어 결국 뇌세포가 괴사하게 되는 무서운 질환이다. 굵은 혈관이 막히면 자칫 죽음에 이를 수도 있다. 설령 가까스로 목숨을 구했다 해도 마비나 언어장애 같은 심각한 후유증이 남아 고통을 받게 된다. 여기에 최근 들어 문제가 되는 것이 몇 번이고 거듭되는 미소경색(微小梗塞)이다. 이 경우는 가는 혈관에 경색이 일어나기 때문에 일시적으로 손끝에 마비가 오거나 말이 제대로 나오지 않는 언어장애 정도의 증상이 많다. 그러다 보니 증세를 명확하게 인식하지 못한 채 미소경색을 반복해서 겪기도 한다. 그러나 뇌의 여기저기서 여러 차례 경색이 되풀이되면 치매가 오기 쉽다.

경색의 위험인자로는 고콜레스테롤혈증에 기인하는 혈관 내피세포의 기능장애로 알려져 있지만 혈관뿐만 아니라 그 속에 흐르는 혈액의 상태도 중요한 인자로 작용한다. 경화가 일어나 딱딱해진 가는 혈관 속을 걸쭉한 혈액이 흐르게 되면 경색이 일어날 가능성이 상당히 높아진다.

흔히 뇌경색은 특별한 증상 없이 어느 날 갑자기 찾아오는 것으로 알고 있지만 사실은 대부분 어지럼증이나 휘청거림을 자각하는 등 전조증상을 경험하는 경우가 많다. 그러나 아직 경색에 이르지 않은 시점에서는 CT나 MRI를 통한 영상진단으로도 질환이 명확

:: 적혈구의 연전현상이 심한 상태

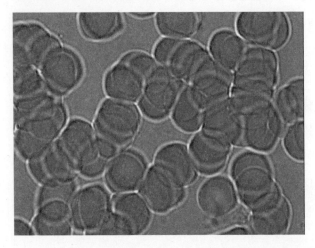

:: 미소경색이 일어난 남성의 혈액(몸이 휘청거리는 증세가 나타났을 당시)

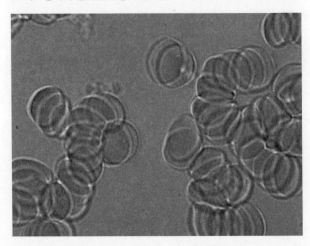

하게 밝혀지지 않기 때문에 검사 결과 아무 이상이 없는 것으로 진단되기도 한다. 그런데 생혈액 관찰(FBO)을 하면 그러한 환자의 혈액에서는 거의 예외 없이 적혈구의 연전현상이 나타난다.

옆의 사진은 여러 차례 미소경색을 겪었던 어느 중년 남성의 혈액이다. 이 환자는 몸이 휘청거려서 제대로 걷지 못하는 상태로 병원을 찾았다. 혈액을 관찰하니 적혈구의 연전 상태가 심했다. 며칠 동안 수액을 맞고 증세가 나아져서 간신히 위기를 넘길 수 있었지만, 재발을 막기 위해 앞으로는 충분한 양의 물을 마시게 하고 식사도 육식 중심에서 채식 중심으로 바꾸는 등 생활습관을 개선하도록 했다. 증세가 호전되었을 때 혈액을 관찰하니 적혈구의 연전현상이 보이지 않았다. 그 후 몇 달이 지났지만 어지럽거나 몸이 휘청거리는 증세는 한 번도 일어나지 않았다.

맥없이 변형된 적혈구와 어지럼증

어지럼증은 뇌종양이나 뇌혈관 장애와 같은 심각한 질병에서 기인하는 경우도 있으므로 정확한 검사를 받고 그 원인을 확인해야 한다. 그러나 검사 결과 아무 이상이 없는데도 증세가 개선되지 않아, 결국 같은 검사만 몇 차례씩 반복하는 사람도 꽤 있다. 그런 경우 생혈액 관찰(FBO)을 하면 어지럼증의 원인이나 치료법을 찾을 수 있다.

▐▌ 어지럼증을 호소하는 환자의 혈액

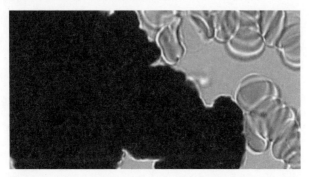

적혈구의 연전 상태가 심하고 타르가 부착된 대형 플라크가 관찰된다. 이러한 상태는 섭취하는 수분의 양이 부족하고 효소에 의한 분해·정화력이 저하되었다는 것이다.

▐▌ 약 1시간 후 어지럼증이 가라앉은 상태의 환자 혈액

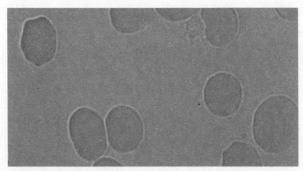

물 2컵과 효소보조제를 섭취한 후 혈액을 관찰한 결과 적혈구의 연전 상태가 해소되고 움직임도 활발해졌다. 그러나 여전히 적혈구의 형태가 그다지 좋지 않은 것으로 보아, 평소 영양이 불균형한 식생활을 하고 있는 듯하다.

어지럼증을 호소하는 사람은 대부분 적혈구의 연전현상이나 플라크 등 혈액의 흐름에 나쁜 영향을 미치는 변화가 나타난다. 또 때때로 적혈구가 맥없이 변형된 경우가 있는데, 이러한 사실로 미루어 지치고 피로한 상태에서 어지럼증이 일어나는 것으로 짐작된다.

생각보다 큰 관련이 있는
혈액과 다이어트, 그리고 운동

영양소 결핍으로 비실비실한 혈액

살을 빨리 빼려고 조바심을 내다 보면 먹어야 할 것도 제대로 먹지 않고 무리한 다이어트를 감행하게 된다. 그러면 미네랄이나 비타민처럼 혈액을 만드는 데 중요한 영양소마저 결핍되어 맥없이 비실거리는 혈액이 되고 만다. 그 결과 체력이 떨어져서 별것 아닌 일로도 바로 피로를 느낀다. 또한 근육의 양도 줄어들어 대사가 저하되고 그 결과 오히려 살이 쉽게 찌는 체질로 변해 요요현상이 찾아온다. 게다가 뼈가 약해져서 요통에 시달리고 피부도 탄력을 잃어 아름다워지기는커녕 겉늙어 보인다. 무모한 다이어트는 건강과 미용의 적이라는 점을 꼭 기억하기 바란다.

이상적인 다이어트는 하루 세 끼를 꼭 챙겨 먹되 당질은 줄이고

:: 무리한 다이어트를 한 경우의 혈액

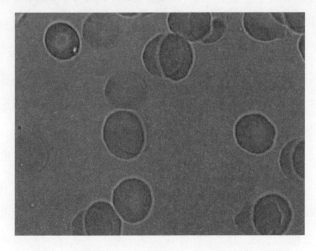

:: 적당히 운동하고 효소가 풍부한 식품을 섭취한 경우의 혈액

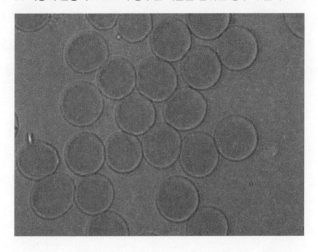

대사를 높이는 식품을 충분히 먹는 것이다. 물론 체중을 감량하기 위해서는 다소의 칼로리 제한이 필요하다. 아침과 저녁 식사는 충분히 하고, 대신 점심식사로 칼로리의 양을 조절하는 것이 신체에 무리를 주지 않는다. 또한 칼로리의 양이 같더라도 당질이 빨리 흡수되는 식품보다 천천히 흡수되는 식품을 고르는 편이 내장에 부담을 덜 주고 살도 쉽게 찌지 않는다. 일반적으로 껍질이나 껍데기가 붙어 있는 상태나 섬유질이 풍부한 식품은 흡수가 느리고 먹기 쉽게 조리되어 있는 것은 흡수가 빠르다. 예를 들면 싹이나 현미는 천천히 흡수되고 백미나 술은 빨리 흡수된다. 같은 사과라도 껍질째 먹는 것과 갈아서 주스로 만들어 먹는 것과는 차이가 있다.

그 밖에 마늘이나 고추, 김치 등 대사를 높이는 식품을 충분히 섭취할 것을 권한다. 만약 건강기능식품을 이용한다면 효소보조제가 좋다. 신체를 많이 움직여서 단단하면서 유연한 근육을 만들어 지방을 연소시키고 이를 통해 체형을 다듬어 간다면 보다 젊고 아름다운 당신이 될 수 있을 것이다.

단백질 보충 음료와 혈액

옆의 사진은 매일 아침 단백질 보충 음료를 마시는 어느 여성의 혈액이다. 생혈액 관찰(FBO)을 하기 몇 시간 전에도 단백질 보충 음료를 마신 상태였다. 그녀는 건강에 좋다고 생각해서 매일 마시

■:: 단백질 보충 음료를 마신 후의 혈액(적혈구 연전 상태가 심하다.)

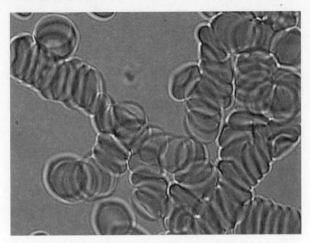

■:: 단백질 분해효소가 함유된 효소보조제를 복용하고 난 30분 후

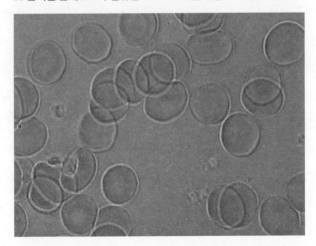

고 있는 듯하지만 사실 불고기나 두유, 콩가루가 들어간 우유 등 고단백질 식품을 섭취하면 대개의 경우 적혈구에 연전현상이 나타난다.

단백질 보충 음료에는 상당한 양의 단백질이 함유되어 있기 때문에 혈액의 상태가 꽤 심각해지는 경우도 있다. 고단백질 식품이 왜 적혈구의 연전현상을 일으키는지는 정확히 알 수 없지만, 단백질이 양(+)으로 대전되기 때문이 아닐까 추측하고 있다. 이상단백이 혈액 속에 증가하는 마크로글로불린혈증이나 다발성골수종 등의 질환을 가진 환자의 혈액에서 적혈구의 연전 상태가 확인되는 것도 이와 관련이 있는 것으로 보인다.

그렇다면 혈액 속의 단백질을 제거하면 적혈구의 연전 상태가 개선되지 않을까? 이 여성에게 단백질 분해효소가 함유된 효소보조제를 복용하게 하고 약 30분 후에 다시 한 번 생혈액 관찰(FBO)을 했다. 그 결과, 적혈구의 가벼운 연전현상은 여전히 관찰되지만 이전에 비해 크게 좋아진 것을 알 수 있었다.

단백질 분해효소를 풍부하게 함유한 대표적인 식품으로는 무나 참마, 파인애플 등이 있다. 생선회를 낼 때 흔히 바닥에 무채를 까는 것은 단순한 장식이 아니라 생선의 단백질 분해를 돕는다는 뜻이다. 스테이크를 먹을 때 디저트로 파인애플이 나오는 이유도 마찬가지다. 옛사람들의 지혜에 새삼 놀라게 된다.

벌써 10년도 더 지난 이야기다. 당시 나는 모교인 지치(自治) 의

과대학 혈액 병동에 근무하고 있었다. 그 무렵, 내가 담당하던 환자는 아니지만 가벼운 폐경색을 여러 차례 되풀이하던 젊은 남성이 입원하고 있었다. 혈액응고 및 섬유소용해계의 이상이 의심되어 혈전지혈 전문의와 함께 여러 가지 검사를 해보았지만 특별한 이상은 발견되지 않았다. 굳이 그 환자의 특이한 점을 찾자면 보디빌딩을 하고 있어 단백질 보충 음료를 다량으로 섭취하고 있다는 점 정도였다. 담당 의사는 그 사실에 계속 의문을 품고 있었지만 당시에는 어느 누구 하나 속 시원히 답해주는 사람이 없었다. 만약 그때 내가 생혈액 관찰(FBO)을 알고 있었다면 틀림없이 적혈구의 심한 연전현상으로 걸쭉해진 환자의 혈액을 보여줄 수 있었을 것이다.

지금의 소견으로는 그 청년이 보디빌딩 대회를 위해 다량의 단백질 보충 음료를 지속적으로 섭취하면서 물은 거의 마시지 않았기 때문에 혈액의 점도가 극단적으로 높아져서 가벼운 폐경색을 반복했던 것이 아닐까 생각된다. 폐경색을 되풀이하다 정작 중요한 대회를 물거품으로 만들어버린 운동선수의 기사를 읽은 적이 있는데, 그 환자의 경우와 비슷한 상황이었을지 모르겠다.

단백질 보충 음료를 꼭 섭취해야 하는 경우라면 단백질 분해효소와 물을 함께 먹을 것을 권한다.

건강한 이미지를 가진 운동선수의 혈액은?

운동선수는 보통 사람들보다 훨씬 더 건강하고 활기찬 이미지를 갖고 있다. 그러나 그들이 하는 신체적 활동은 건강관리 차원에서 하는 생활체육이 아니라 치열하게 순위나 기록을 다투는 경기로서의 운동이다. 그렇기 때문에 때때로 신체에 손상을 입는 경우가 생긴다. 더구나 일류선수라면 자신의 현 위치를 지키기 위해 신체적으로는 혹독한 연습을 거듭해야 하고 정신적으로는 경기에서 오는 강한 스트레스에 견뎌내야 한다. 그들의 혈액이 그 노력을 말해준다. 시간과 정성을 들여 내 몸을 돌보지 않으면 선수로서의 생명을 오래 유지하기가 어렵다.

옆의 위쪽 사진은 어느 젊은 탁구 선수의 혈액이다. 적혈구의 형태가 좋지 않고 크기는 역시 제각각이다. 게다가 커다란 곰팡이상 부유물까지 보인다. 체력적으로도 정신적으로도 거의 한계에 이른 상태에서 경기를 지속해 왔음을 짐작할 수 있다. 생혈액 관찰(FBO) 소견상 혈액의 오염을 분해·정화해 줄 효소가 풍부한 식품을 많이 먹고 영양을 충분히 섭취할 필요가 있다. 특히 미네랄과 비타민이 부족하므로 이대로 두면 중대한 승패의 갈림길에서 활력이 바닥날 수도 있다.

옆의 아래쪽 사진은 전지훈련 중인 한 프로야구 선수의 경우다. 혈액 사진을 보니 적혈구가 정상 크기에 비해 작고 얇은 것이 눈에 띈다. 격렬한 연습이 이어지면 땀을 많이 흘리기 때문에 철분

∷ 어느 탁수 선수의 혈액

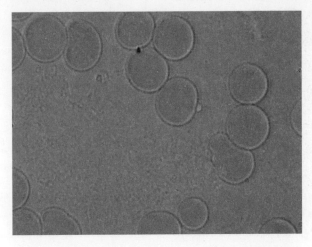

∷ 어느 프로야구 선수의 혈액

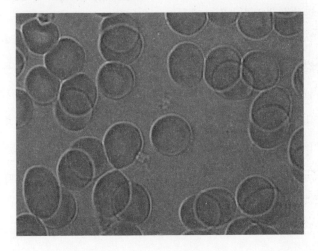

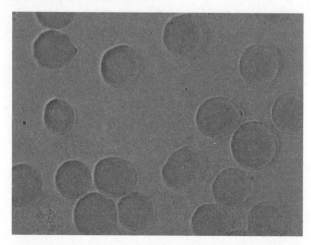

같은 미네랄의 손실이 커진다. 게다가 고단백 식사 탓인지 적혈구가 연전을 형성하고 있는 경향도 보인다.

위 사진은 어느 장거리 육상 선수의 혈액이다. 일반적인 채혈검사에서는 빈혈은 확인되지 않았고 헤모글로빈 농도는 오히려 높은 수치를 나타내고 있었다. 그러나 생혈액 관찰(FBO)을 해보니 사진에 나와 있듯이 정상적인 형태의 적혈구는 보이지가 않는다. 형태도 전부 다를 뿐 아니라 타원형, 톱니 모양 등 여러 가지 복합적인 변형이 동시에 나타나 있다. 이 선수는 평소 연습 시 20~30km의 거리를 달리면서 순수한 물이나 차를 마셔서 수분을 보급하고 있다고 한다. 기숙사에서 하는 식사는 영양사가 식단을 짠 것이지만 보통 사람들과 달리 하루에도 엄청난 에너지를 소비하는 선수들에게는 충분하지 않은 경우가 많다. 따라서 미네랄과 비타민이 부족하기 쉽다. 이 상태라면 마지막 전력질주에서 기운을 내지 못할 가능성이 높다. 계획적으로 신체의 회복 기한을 정하고 식사로 부족한 영양은 적절한 건강기능식품을 이용해서 보충한다면 좋은 결과를 얻을 수 있을 것이다.

운동선수는 근육을 유지하기 위해 아무래도 육류를 많이 먹게 되지만 그렇다고 내장까지 단련되어 있는 것은 아니다. 보통 사람의 장기와 똑같다. 그러므로 많은 양의 육류를 먹어야 한다면 그만큼 효소를 함유한 식품도 충분히 섭취할 필요가 있다. 물론 충분한 양의 물과 미네랄, 비타민을 섭취해야 한다는 것은 굳이 강조할 필요가 없을 것이다.

육상 선수에게는 정기적으로 생혈액 관찰(FBO)을 통해 신체를 점검하는 것이 좋다. 혈액의 상태에 따라 식사나 연습 방식, 시합의 작전까지 계획한다면 더욱 좋은 결과를 기대할 수 있기 때문이다. 또한 건강을 위해 운동을 하는 사람도 생혈액 관찰의 소견에 따라 자신에게 알맞은 운동량을 정하면 무리하지 않고 건강과 미용 효과를 동시에 얻을 수 있다.

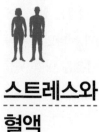

스트레스와
혈액

'질병이 없는' 여학생의 혈액 상태

스트레스가 극심한 상태에서는 적혈구의 막이 탄성을 잃고 톱니 모양으로 변형되는 현상이 자주 나타난다.

옆의 사진은 두드러기와 복통 등이 반복되면서 좀처럼 증세가 호전되지 않아 고통을 받고 있는 어느 여학생의 혈액이다. 알레르 겐 검사나 내시경 등 여러 가지 검사를 해도 이렇다 할 질병은 발견되지 않았다. 남보다 몇 배나 열심히 노력하는 그녀는 학업에 대한 스트레스가 심한 듯이 보였다.

표정도 늘 딱딱하게 굳어 있었는데 그보다 더 심한 것은 혈액의 상태였다. 뾰족뾰족하게 변형된 적혈구가 서로 부딪히기라도 하면 탄력이 없어 '꽝' 하고 소리를 낼 것만 같다.

∷ 스트레스가 심한 어느 여학생의 혈액1

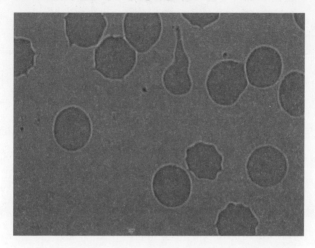

∷ 스트레스가 심한 어느 여학생의 혈액2

어느 고단한 간호사의 심각한 혈액 상태

옆의 사진은 오랫동안 신생아집중치료실의 간호사로 일하던 어느 젊은 여성의 혈액이다. 몸 상태가 좋지 않자 먼 길을 마다않고 진찰을 받으러 내 클리닉을 찾았다. 중증의 미숙아를 돌보는 일만으로도 힘겨운데 야근까지 잦은 그녀의 생활은 불규칙할 수밖에 없었다. 바쁠 때는 식사조차 제대로 할 수 없는 생활이 오래도록 이어지고 있었다. 생혈액 관찰(FBO)로 혈액을 검사했던 무렵에는 사적인 고민까지 겹쳐서 몸과 마음이 모두 지치고 고단한 상태였던 모양이다. 적혈구의 형태가 제각각이고 반지 모양 또는 타원형으로 변형되어 있거나, 절개나 봉입체를 가진 것까지 나타나 있는 상태였다. 미네랄과 비타민 등 영양의 균형이 무너지고 몸도 상당히 약해져 있다는 것을 한눈에 알 수 있었다.

안타까운 마음에 여러 가지 도움이 될 만한 말을 해주었지만, 직업의 특성상 곧바로 생활습관을 바꾸기가 쉽지 않았던 모양이다. 그 후로도 줄곧 같은 상황이 이어졌다. 그 후 1년 정도가 지나 그녀로부터 연락이 왔다. 허리에서부터 하지에 걸쳐 광범위하게 대상포진이 생겼다는 것이다. 걷기조차 힘들 만큼 극심한 통증이 이어졌고, 진통제마저 듣지 않자 스테로이드 처방까지 받았지만 역시 좋아지지 않아 상담을 요청했다고 한다. 나는 그녀의 생혈액 관찰(FBO) 소견을 기억해 냈다. 먼저 체력의 회복을 돕기 위해 비타민 B군을 충분히 섭취할 수 있도록 내가 이용하던 마늘 등 몇

◼◼ 신생아집중치료실에 근무하는 어느 간호사의 혈액1

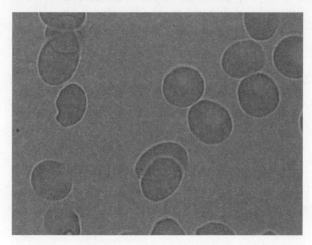

◼◼ 신생아집중치료실에 근무하는 어느 간호사의 혈액2

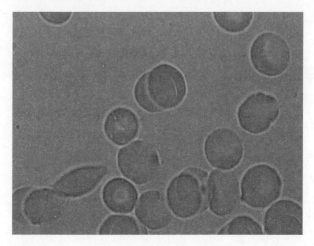

가지 건강기능식품을 보내어 복용하게 했다. 또한 되도록 천천히 욕조에 몸을 담가 신체를 따뜻하게 하고 혈행이 좋아지도록 물을 많이 마시라고 조언했다. 그러자 처음에는 아직 아프지만 그럭저럭 견딜 만하더니 며칠 지나자 통증이 한결 가벼워지고 하루가 다르게 기력이 솟는다고 했다.

누구나 어느 정도의 자연치유력은 가지고 있지만 열악한 생활환경 속에서는 그 치유력도 떨어진다. 식품의 경우도 자신에게 무엇이 부족한지 제대로 판단해서 보충한다면 신체의 회복력을 높일 수 있다. 생혈액 관찰(FBO)이 회복의 힌트를 알려줄 것이다.

모니터를 보며 눈물을 쏟은 커리어 우먼

진찰 중에 만난 어느 여성의 이야기다. 몇 달 전부터 두통과 식욕부진, 생리불순 등의 여러 가지 증상으로 고민하던 그 여성은 그때까지 여러 곳의 병원을 전전하며 진찰을 받았지만 딱히 특별한 이상은 발견되지 않았다. 굳은 표정으로 진료실에 들어선 그녀에게 "혹시 무슨 스트레스 받았던 일은 없었나요?"라고 묻자 "전혀 없습니다"라며 단호하게 부정했다.

생혈액 관찰(FBO)을 실시했더니 그녀의 혈액은 적혈구가 톱니 모양으로 변형된 데다 맥없이 찌그러져 있었다. 모니터를 통해 자신의 혈액 상태를 잠자코 바라보던 그녀가 왈칵 눈물을 쏟았다. 그러더니 직장과 가정에서 일어난 일들을 차례차례 이야기하기 시작했다. 하나같이 스트레스를 심하게 유발하는 일이었다. 그녀는 자신의 스트레스를 있는 그대로 인정하지 못하고 자신이 스트레스를 받고 있다는 사실을 계속 부정해 왔다. 그런데 심하게 변형된 자신의 혈액을 보자 스스로가 가엾어지고 자신에게 너무 소홀했다는 사실을 깨닫게 된 것이다. 자신의 스트레스를 인정하고 솔직하게 털어놓고 난 그녀는 기분이 개운해졌는지 표정도 밝아졌다. 여러분도 아마 자신의 혈액을 보면 또 다른 나를 보고 있는 듯한 애틋한 감정을 느끼게 될 것이다.

스트레스와 신경전달물질

스트레스와 혈액에 대한 이야기를 했는데, 과연 현대사회는 과거에 비해 스트레스가 많은 것일까? 하루가 멀다 하고 쏟아져 나오는 정보량에 어릴 적부터 학원이나 과외로 내돌려지는 교육 현실, 환경호르몬, 불황이나 노후의 불안같이 우리를 둘러싼 많은 것들에 스트레스라는 이름표가 붙어 있다.

그렇다면 과거의 우리 모습은 어떠했을까? 옛날 사람들은 지금보다 훨씬 더 가난했다. 구차한 살림에 끼니를 거르기 일쑤였고 자동차도 전화도 없는 불편한 생활을 했다. 집안일도 거칠고 손이 많이 가는 일이어서 해 뜰 때부터 해 질 녘까지 숨 돌릴 틈 없이 육체노동에 시달렸다. 그렇게 하루를 보내고 밤이 되면 딱딱한 이부자리에 고된 몸을 뉘었다. 화장실은 으레 집 밖에 있어서 추운

겨울밤이면 소변을 보는 것도 부담스러웠다. 아이들은 아이들대로 학교에서 돌아오면 공부보다 훨씬 더 싫고 힘든 '노동'이 기다리고 있었다.

객관적인 면에서 보면 오히려 옛날 사람들이 지금의 우리보다 훨씬 더 큰 스트레스 속에서 살고 있었다. 하물며 전쟁을 겪은 세대라면 그 스트레스가 어떠했을지 짐작조차 할 수 없다.

그럼에도 불구하고 그저 현대인만 스트레스를 달고 사는 양 엄살을 피운다. 물론 실제로 자살률이 증가하고 어린이조차 뚜렷한 이유 없이 범죄를 저지르는 시대이기는 하다. 식욕이 떨어지고 정력이 고갈되며 수면장애에 시달리는 사람들이 매일같이 병원을 찾는다. 이 모두가 스트레스에 견디는 힘이 부족한 데서 비롯된 것은 아닐까?

최근 연구 결과 밝혀진 사실에 따르면 스트레스에 노출되면 도파민(dopamine)이나 세로토닌(serotonin) 같은 뉴로트랜스미터(neurotransmitter)가 다량으로 소비되어 쉽게 부족해진다고 한다. 뉴로트랜스미터란 신경과 신경의 간극에서 정보를 전달하는 신경전달물질을 말한다. 뉴로트랜스미터에는 다양한 종류가 있는데, 아직 그 기능이 모두 밝혀진 것은 아니지만 도파민이 부족하면 의욕이 떨어지고 세로토닌이 부족하면 우울 또는 불면 상태가 되기 쉬운 것으로 알려져 있다. 반대로 도파민이나 세로토닌이 충분하면 쉽게 행복감을 느끼고 기분 좋게 잠들 수 있어서 다소의 스트레스에는 꿈쩍도 하지 않을 만큼 충실한 상태가 된다고 한다.

이러한 도파민이나 세로토닌 등의 신경전달물질은 우리가 섭취한 음식물에서 흡수한 아미노산으로 만들어지며 일광욕이나 심호흡, 요가, 적당한 운동을 꾸준히 하면 분비가 왕성해진다. 자연식품을 균형 있게 먹고 밖에서 알맞게 운동을 하는 것이 좋은데, 무리한 다이어트나 편식 또는 늘 집 안에서 빈둥거리는 습관은 도파민이나 세로토닌의 부족을 재촉하게 된다. 따라서 엄청난 스트레스를 받았거나 기분이 가라앉은 때일수록 제대로 먹고 몸을 움직일 필요가 있다.

스트레스에 강해지려면 늘 영양이 고루 담긴 식사를 하고 하루 중 잠시라도 햇볕을 쏘이는 것이 좋다. 여기에 바른 호흡을 추가하면 효과는 배가된다. 요가나 태극권은 마음을 가다듬어 심신을 안정시키고 감정을 조율하는 데 대단히 좋다고 하며 실제로 세로토닌의 분비가 늘어난다고 한다. 지금 그런 데 신경을 쓸 여가나 기력이 없다면 바른 호흡법만이라도 실천하자. '그까짓 호흡으로 무슨?' 하고 생각할지 모르지만, 제대로 된 호흡은 그 자체만으로도 꽤 좋은 운동이 된다. 되도록 천천히 깊게 숨을 들이마시고 천천히 마지막 한 모금의 숨까지 뱉어낸다. 한 번의 호흡에 1분씩 10번을 아침, 점심, 저녁으로 실천한다. 머리가 맑아지고 배에도 탄력이 생긴다. 분명 근사하게 차려입고 외출하고 싶은 마음이 들 것이다. 바른 식사와 호흡법으로도 멋지게 변신할 수 있다.

스테로이드제의
악순환을 부르는 아토피

아토피와 생혈액 관찰

아토피로 고생하는 사람이 최근 부쩍 늘고 있다. 병원을 이곳저곳 다녀도 잘 낫지 않기 때문에 거의 포기하다시피 하는 사람도 있다. 아토피의 발병 원인에는 외인성(外因性) 알레르기 물질이 관여하는 것으로 알려져 있지만 문제는 그것만이 아니라는 데 있다. 담당 의사가 일러 준 대로 침구나 카펫, 의류 등을 모두 바꿔도 상태가 전혀 호전되지 않는 사람도 있다.

사실 아토피는 내인성(內因性), 즉 환자 쪽의 상황과 사정에 크게 영향을 받는다. 아토피가 악화되기만 할 뿐 조금도 나아질 기미가 보이지 않는다면 생활습관에서 그 원인을 찾아야 한다. 식사가 불규칙하고 정신적·육체적 스트레스가 심할 때는 꼭 외인성 인자에

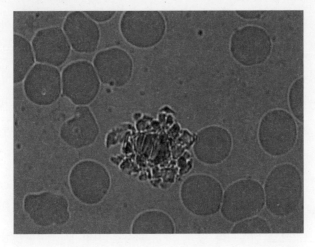

변화가 없더라도 아토피의 증상이 심해질 수 있다. 원인을 제거 못하고 단순히 약에만 의존하게 되면 나중에는 항알레르기제가 듣지 않게 되고 괴롭다 못해 스테로이드제를 사용하게 되면 이번에는 약을 끊기도 어려워진다. 스테로이드제를 되풀이해서 사용하면 신체의 저항력이 떨어지고 피부가 거무스름하게 착색되는 등 사태가 점점 더 악화된다. 아토피뿐 아니라 꽃가루 알레르기나 만성 두드러기 등도 마찬가지다. 생혈액 관찰(FBO)은 아토피가 왜 낫지 않는지 그 원인을 가르쳐준다.

스트레스로 악화된 아토피

옆의 위쪽 사진은 아토피가 심해진 어느 젊은 여성의 혈액 사진이다. 혈액은 오염되어 있지 않지만 적혈구가 길쭉한 타원형으로 변형되어 있고 맥없이 찌그러져 있다. 성실하고 꼼꼼한 성격 탓에 직장 일로 이런저런 신경을 쓰다 보니 스트레스가 많은 모양이다. 게다가 음식을 가리거나 적게 먹는 편이어서 여러 가지 영양분이 부족한 탓이 아닐까 추정된다.

옆의 아래쪽 사진은 오랫동안 아토피로 고생하고 있는 어느 젊은 남성의 혈액이다. 혈액은 부유물로 오염되어 있고 적혈구도 톱니 모양으로 변형되어 있다. 학교 교사로 매일 분주하게 생활하다 보니 식생활이 불규칙해지고 정신적으로도 스트레스가 쌓인 듯하다.

반드시 나을 수 있는 아토피와 알레르기성 질환

아토피 같은 알레르기성 질환이 생겼을 때는 자신이 어떤 물질에 대해 알레르기 반응을 일으키는지를 찾아 그 원인 물질, 즉 알레르겐과의 접촉을 줄이는 것이 우선이다. 요즘은 채혈검사로 간단히 알레르겐을 찾아낼 수 있다.

다음으로 중요한 것은 식사와 수면 등의 생활습관을 바로잡는 일이다.

식생활의 기본은 과식이나 간식을 피하고 매일 일정한 시간에

:: 아토피를 앓고 있는 어느 젊은 여성의 혈액

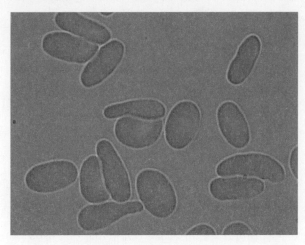

:: 아토피를 앓고 있는 어느 젊은 남성의 혈액

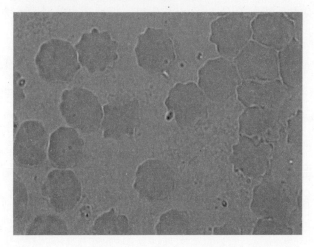

규칙적으로 식사를 하는 것이다. 당질, 지질, 단백질을 과다하게 섭취하지 않고 가공식품이나 과자는 먹지 않는다. 대신 식이효소가 풍부한 신선한 식품을 듬뿍 먹도록 한다. 특히 무나 참마, 오크라(okra, 아욱과의 채소) 등이 좋다.

식이효소란 식품 속에 본래 함유되어 있는 것으로 그 식품의 소화나 분해·정화를 돕는 역할을 한다. 가열한 식품이나 가공식품에는 식이효소가 들어 있지 않다. 식이효소가 부족하면 그만큼 체내 효소의 부담이 늘어나므로 대사가 나빠지고 내장이 피로해진다. 물론 혈액도 오염된다. 외식이 잦아 자신에게 맞는 식단대로 식사를 하는 것이 여의치 않다면 효소보조제를 이용하는 방법도 있다.

만약 스트레스가 아토피를 악화시키는 원인이라면 모든 일을 완벽하게 해내려고 하지 말고 우선순위를 정해 차례대로 일을 처리할 것을 권한다. 일을 다 처리하기 힘들 때는 자신의 증상을 솔직하게 이야기하고 업무량을 조절하도록 한다.

또 중요한 것이 있다. 스트레스에 견디는 힘을 키우는 것이다. 되도록 신선한 제철식품을 많이 먹어서 미네랄과 비타민, 아미노산을 풍부하게 섭취한다. 햇볕 쏘이기, 알맞은 운동과 심호흡, 요가나 명상 같은 습관은 세로토닌이라는 신경전달물질의 분비를 증가시켜 마음을 편안하고 차분하게 만들어준다. 목소리를 크게 내어 무언가를 읽거나 감동적인 영화를 보고 실컷 눈물을 흘려보는 것도 좋다.

체내의 정화·배설력을 높이는 것 역시 중요하다. 물을 충분히 마시고 알맞게 운동하며 욕조에 천천히 몸을 담그고 심호흡을 함께 하면 더 좋다.

:: 알레르기 반응의 원리

4
헬퍼T세포
B세포의 항체
생산을 촉진한다.

힘내라
힘!

그만 됐어!

서프레서T세포
B세포의 항체
생산을 감시하고 억제한다.

1
항원
집먼지진드기 등

지시한다.

5
IgE 항체

3
B세포

항체생산세포

변화한다.

비만세포
(mass cell)

6
IgE 항체는 피부나
점막에 많은 비만세
포의 표면에 결합하
여 동일한 항원이 몸
속에 들어오면 비만
세포와 결합한 IgE
항체에 달라붙는다.

IgE 항체

2
매크로파지(대식세포)
항원을 체내로 끌어들여
먹어치운다.

7
IgE 항체와 항원이 결합하
면 비만세포는 내부의 화
학물질을 방출하는 '탈과
립현상'을 일으킨다. 이때
방출된 히스타민 등의 화
학물질이 혈관이나 신경
등에 작용하여 여러 가지
증상을 일으킨다.

8
알레르기 반응으로
피부가 가려워진다.

히스타민 또는
로이코트리엔

혈액이 알려주는
암 대처법

암의 상태와 혈액

자신의 몸에 암이 생긴 것을 알고 나면 오직 암의 존재에 사로잡혀 어서 빨리 암이 사라지기만을 바라게 마련이다. 그러나 현대의학으로 암을 제거할 수 없는 상태에 이르면 이제 그 어떤 노력도 쓸모가 없다는 무력감과 절망감에 짓눌려 마음의 여유를 찾을 수가 없다.

그러나 중요한 것은 지금의 암의 상태가 아니라 과거로 거슬러 올라가 '왜 내게 암이 생겼을까?'를 생각하는 것이다. 그러면 평소 자신이 얼마나 무리했으며 자신의 몸을 어떻게 제대로 돌보지 않았는지를 알게 되고 앞으로 어떤 식으로 건강관리를 해나가야 할지 알게 될 것이다. 암은 그때까지의 생활습관이 빚어낸 결과물이

자 지금부터 어떻게 해야 할지를 암시하는 지표와도 같은 것이다.

지금 당신의 상태가 앞으로 암에게 휘둘리거나 질질 끌려가게 될 것인지, 아니면 암을 누르고 다스리게 될 것인지는 혈액이 알려줄 것이다. 그리고 지금부터 어떻게 하면 좋을지도 혈액이 가르쳐 줄 것이다.

한 여성 환자는 최근 몇 년 동안 자궁의 질병을 비롯하여 몸 이곳저곳에 불쾌한 증상들이 이어져 오더니 이번에 다시 유방암이라는 진단을 받았다. 그때까지 병원에서 진단받은 질병들을 하나씩 고쳐가던 중이었는데 꼬리를 물듯 새로운 질병들이 발견된 것이다. 생혈액 관찰(FBO)을 하니, 옆의 사진에서 보이듯 적혈구에 마치 벌레가 먹은 듯한 깊은 절개와 봉입체가 있는 위험한 변형이 확인되었다. 이러한 사실로 미루어 보아 체력이 떨어진 것으로 판단된다. 이 환자는 치료와 함께 면역력을 꼭 높일 필요가 있다.

전립선암 환자의 혈액 상태

옆에 제시한 사진은 장기간 전립선암을 앓고 있는 어느 환자의 혈액이다. 종양 마커가 정상범위에 있어 종양은 더 이상 악화되지 않은 것으로 확인되었지만 하반신이 심하게 쇠약해지고 이따금 회음부 부근에 통증을 느낀다고 한다. 특히 몸이 차가워지면 통증이 더 심하다고 한다.

:: 유방암 투병 중인 어느 여성의 혈액

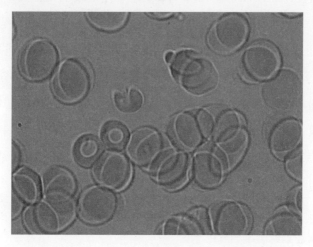

:: 전립선암 투병 중인 어느 남성의 혈액

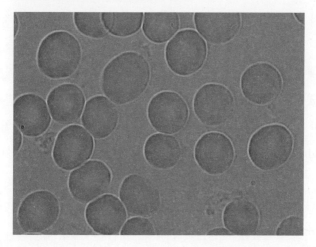

생혈액 관찰(FBO)을 하니 적혈구의 크기가 제각각인데다 타원형으로 변형된 모습도 두드러진 상태였다. 이 환자는 먼저 식생활을 개선하여 비타민과 미네랄이 풍부한 식품을 듬뿍 섭취해야 한다. 특히 마늘은 비타민 B군을 다량 함유하고 있고 혈액의 순환을 촉진하고 암을 제어하는 효능이 있으므로 매일 먹는 것이 좋다. 한방 보조제 중에서 몸을 따듯하게 해서 통증을 완화하는 것이 있다. 근력의 저하 역시 통증의 원인이 될 수 있으므로 스트레칭을 해서 근육의 유연성과 강도를 높이는 것이 중요하다.

혈액을 건강하게 만드는 생활

어느 날 고령의 여성이 내 클리닉을 찾았다. 몇 달 전부터 매일같이 배에 극심한 통증을 느낀다는 것이었다. 그때까지 다른 병원에서 위나 장의 내시경 검사를 받았지만 별다른 이상은 없는 것으로 진단됐다. 그러나 상태는 점점 더 나빠지기만 했다. 환자를 보니 복수(腹水, 배속에 장액성 액체가 괴는 병증이나 그 액체)가 차 있다는 것을 한눈에 알 수 있었다. 초음파검사와 CT검사를 한 결과 커다란 췌장암이 발견되었다. 게다가 암은 이미 간 속으로 여기저기 전이된 상태였고 대량의 복수가 확인되었다. 종양 마커의 CA19-9는 500000.0IU/㎖ 이상으로, 측정 수준을 초과했다. 이미 암성 복막염까지 진행되고 있어 현대의학의 힘으로는 손을 쓸 수 없는 상태였다. 수술은커녕 방사선요법이나 항암제에 의한 화학요법 역시 효과를 기대할 수 없었고, 오히려 체력을 소모시킬 가능성이 높았다.

상황이 너무 비관적이면 아직 다가오지 않은 죽음의 그림자 속에서 불안에 떨 수 밖에 없고 그 스트레스 때문에 신체는 더욱 약해진다. 그러한 사태를 지나치게 염려한 나머지 일부 병원에서는 환자 본인에게 암을 알리는 일이 지체되는 경우가 많다. 그러나 환자에게 거짓말을 하면서 진료를 해봐야 해결되는 것은 아무것도 없다. 중요한 것은 현 시점에서 환자는 아직 살아 있으므로 생명활동을 유지하는 기능을 높이도록 애쓰는 것이다.

나는 환자에게 췌장에 암이 생긴 것을 정직하게 알렸다. 그리고 '수술을 할 수 있는 상태는 아니지만 아직 정상적으로 기능하고 있는 건강한 세포의 힘을 키워서 암을 다스리도록 하자'는 취지의 이야기를 전했다. 현재의 상태를 평가하는 지표로 활용하기 위해 생혈액 관찰(FBO)을 한 결과 역시 모든 시야에서 상당량의 적혈구에 위험한 변형이 나타난 것이 확인되었다.

환자는 자신의 희망대로 대형 병원에서 소화기 전문 의사에게 진찰을 받고 나서 내 진단이 틀림이 없다는 사실을 확인했다. 그 후 나는 몇 가지 제안을 했다. 먼저 마음가짐을 바꾸기를 권했다. 오로지 암의 존재만 근심할 것이 아니라 혈액을 건강하게 되살려서 생명력을 키우고 하루하루 충실히 사는 것에 집중하라고 했다. 구체적으로는 잠을 충분히 잘 것, 정원을 가꾸는 등 체력을 소모하는 집안일은 그만둘 것, 소화가 잘 되는 자연식품 위주로 조금씩 먹고 가공식품이나 지방이 많은 음식은 피할 것, 효소가 풍부한 식품과 잣, 마늘 등 건강식품을 충분히 섭취할 것 등을 조언했다.

췌장은 지방이나 당분을 분해하는 효소를 분비하는 장기이므로 암이 생겨서 그 기능이 저하되면 소화 활동이 제대로 이루어지지 못한다. 그래서 조금만 먹어도 심한 통증이 일어나기 때문에 환자들은 아예 먹는 것 자체를 두려워하게 된다. 그러나 이 환자는 효소보조제를 섭취한 후부터 식사 후 통증이 심해지는 일이 줄어들었다. 잣이나 마늘에는 세포 사이의 정보 전달에 중요한 당(糖)사슬을 형성하는 데 필요한 다당류가 많이 함유되어 있고 면역력 보강 효과나 암을 억제하는 작용이 있는 것으로 알려져 있다.

일반적인 치료로는 소량의 경구항암제를 내복하게 하고 매일 500ml의 수액으로 영양을 보급하는 정도였지만 이 환자는 일주일도 지나지 않아 그렇게 괴롭던 통증이 가벼워지고 안색도 좋아졌다. 한 달 정도가 지나고 나서는 조금 먼 곳까지 외출할 수 있을 만큼 회복되었다. 생혈액 관찰(FBO) 결과로도 적혈구의 형태가 매우 좋아진 것을 확인할 수 있었다.

이 환자는 내가 하는 이야기를 잘 이해하고 빠른 시간에 마음을 다잡았다. 내가 제안한 사항도 흔쾌히 받아들여 열심히 실천했다. 초진 당시의 상태라면 통증의 완화나 영양관리를 위해 당장이라도 입원해야 될 것처럼 생각하는 것이 보통이지만, 그녀는 내 클리닉

∷ 췌장암 투병 중인 어느 환자의 혈액(초진 시)

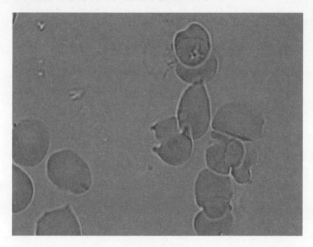

∷ 췌장암 투병 중인 어느 환자의 혈액(한 달 후)

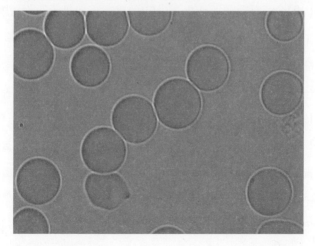

에 다닌 석 달 남짓의 기간 동안 자택에서 다른 사람의 간호 없이 생활할 수 있었다. 그 기간 동안 사용한 진통제는 모두 47정으로 하루에 한 알꼴도 되지 않는다. 고통스럽게 일그러진 표정 대신 늘 웃음을 잃지 않던 이 환자는 그야말로 혈액을 건강하게 만드는 생활을 실천했던 것이다.

생명력을 키워 암을 억제한다

여기서 오해가 없도록 한 가지 말해 둘 것이 있다. 암에 따라서는 항암제나 방사선치료가 효과적인 경우가 많다. 또한 암이 기관(氣管, 숨 쉴때 공기가 흐르는 관, 심장 위에서 좌·우의 기관지로 갈라진다)이나 혈관을 압박하는 등 매우 위험한 상태일 때는 신속한 치료가 필요하다. 특히 급성백혈병이나 악성림프종 같은 혈액암은 진행이 빠르기 때문에 치료가 지연되면 생명이 위태로울 수 있다. 또 화학요법으로 완치되는 경우도 많기 때문에 원칙적으로 전문의가 지시한 대로 치료를 받는 것이 바른 선택이다. 난소암처럼 이미 암이 진행된 상태에서도 항암제로 암을 축소시킨 후에 절제수술이 가능한 암도 있다. 때때로 '항암제는 해롭기만 하다'고 극단적인 이론을 주장하는 의사가 있지만 결코 그렇지 않다. 치료의 효과가 비교적 높을 수 있는 암에 대해서는 역시 전문의의 치료를 받을 것을 권한다.

그런데 앞에서 예를 든 환자가 앓던 췌장암은 항암제나 방사선

치료가 반드시 효과적이라고는 말하기 어려운 부류의 암이다. 이처럼 아직 유효한 치료법이 발견되지 않은 암이 생긴 경우에는 어떻게 하면 좋을까? 우선은 암에 대한 공포와 불안 때문에 절망이나 시름에 빠지지 않도록 하는 것이 중요하다. 암이 생기면 그것을 곧바로 죽음으로 연결시키는 경우가 많다.

그러나 암이 생겼다고 꼭 살 수 없는 것은 아니다. 암은 살 수 있는 힘이 약해졌기 때문에 생긴 것이다. 사실은 누구에게나 눈에 보이지 않을 만큼 아주 작은 암이 신체 어딘가에 있지만 생명력이 충분하면 암은 더는 커지지 않는다. 암이 발견된 것을 현재 자신의 생명력이 약해져 있다는 사실을 알리는 경고로 받아들이고, 그때까지의 생활을 돌이켜보고 바로잡아야 한다. 그것이 가능하다면 암과 공존하면서 꿋꿋이 살아갈 수 있다. 반대로 그렇게 못하면 설령 수술 등으로 암을 제거했더라도 결국에는 재발이나 다른 질병으로 또다시 고통을 받게 될 수밖에 없다.

나를 살리는 피를
샘솟게 하는 방법

'혈액을 맑게 하는 약'이란 있을 수 없다

혈액을 맑고 깨끗하게 만드는 것은 경색을 예방하는 데 매우 중요한 조건이다. 그런데 한 가지 오해하지 말고 꼭 기억해야 할 것이 있다. 경색을 예방하기 위해 의료기관에서 처방을 받는 약으로는 혈액이 맑아지지 않는다는 사실이다. 그러한 약으로는 아스피린으로 대표되는 항혈소판제나 와파린 같은 혈전용해제가 있다. 이 약제들을 '혈액을 맑게 하는 약'으로 오해하는 분이 있는데, 혈액이 쉽게 굳지 않는 것과 혈액이 잘 흐르는 것은 근본적으로 다르다. 환자에게 쉽게 설명할 요량으로 약제의 효능을 '혈액을 맑게 하는 약'이라고 말하는 것은 혼란을 부추길 따름이다. '혈액이 굳는 것을 예방하는 약'이라거나 '혈전이 쉽게 녹도록 하는 약'이라고 정확하게 설명해야 한다. 혈액을 맑고 깨끗하게 유지하려면 무엇보다 생활습관이 중요하며, 여기에 물과 효소와 음이온이 꼭 필요하다는 점을 기억하기 바란다.

맑은 혈액을 위해서 하루 2리터의 물을 마시자

평소에 마시는 물의 양이 부족하면 우리 몸에서는 여러 가지 바람직하지 못한 현상들이 나타난다. 먼저 적혈구가 응집하여 미소혈액순환이 제대로 일어나지 않게 된다. 또한 혈액 속의 불순물을 용해하는 힘이 약해져 오줌과 땀의 양이 줄어들고 노폐물이 충분히 배설되지 못한다. 심부전이나 신부전 등으로 인해 물을 제한하는 경우가 아니라면 여름철에는 하루에 $2l$, 겨울철에도 하루에 $1l$ 정도의 물을 마실 것을 권한다. 물론 현재 운동량이나 하는 일의 성격에 따라 섭취량을 조절할 필요도 있을 것이다. 물 대신 차나 커피 때로는 맥주를 마시는 사람도 있는데, 이런 음료들에는 이뇨작용이 있기 때문에 마신 양에 비해 혈액의 흐름이 그다지 좋아지지 않는다. 순수한 물을 마시는 편이 마신 양과 소변 양이 균형을 이루고 여러 가지 불순물을 용해하는 힘도 강해진다. 녹차의 카테킨 등은 건강에 이로운 성분이므로 적당히 마시는 것은 좋다.

신체 저항력을 높이는 식이효소를 섭취하자

식이효소를 충분히 섭취하면 음식물의 소화가 잘되고 숙변이 쉽게 쌓이지 않아 체형도 좋아진다. 또한 혈액 속의 불필요한 단백질이나 지방분이 분해되어 혈액의 흐름이 원활해지므로 신진대사율이 높아지고 살도 잘 찌지 않게 되며 저항력이 강한 체질로 바뀐다. 게다가 냉증이나 두통, 어깨 결림도 잘 일어나지 않는다. 일상의 진료에서는 당뇨병의 혈당이 잘 조절되거나 고질적인 아토피나 두드러기가 개선되는 사례를 경험했다.

효소보조제의 경우는 제품마다 원료나 제조방법에서 차이가 있으므로 섭취하기 전에 반드시 확인해야 한다. 나는 단백질이나 지방분의 분해력이 뛰어난 제품을 권한다.

튼튼한 혈액, 강인한 정신을 위해선 천연소금이 필요하다

하루에 필요한 소금의 양도 그날의 기후나 운동량에 따라 크게 달라진다. 게다가 수치를 지켜 가며 소금을 섭취하는 것은 실제로는 매우 어렵다.

중요한 것은 본래의 소금, 즉 천연소금을 섭취하는 것이다. 땀을 흠뻑 흘렸을 때는 물과 함께 소금도 섭취해야 한다. 지금 당신에게 필요한 소금의 양은 당신의 혀가 가르쳐준다. 소금을 혀에 대보자. 전혀 짜다는 느낌이 없을 때는 소금이 필요한 때다. 짜게 느껴졌다면 과잉 섭취한 것이다. 미각이란 사치스런 식도락을 위해서가 아니라 이럴 때를 위해 있는 것이다.

적혈구 연전현상을 없애기 위해 음이온 환경에서 생활하자

적혈구 주위에는 음이온의 하전층이 있기 때문에 음이온 공간에서는 흔히 말하는 '맑고 깨끗한 혈액'이 되고, 반대로 양이온 공간에서는 적혈구의 연전현상이 일어난다.

음이온 환경에서 생활하면 몸 상태가 좋아지므로 결과적으로 노화나 질병을 예방하는 효과도 기대할 수 있다. 우선 날씨가 좋은 날에는 되도록 밖으로 나가 산림욕을 하는 기회를 늘리는 것이 좋다. 새들의 지저귐과 적당한 운동이 어우러져 뛰어난 효과를 발휘한다. 실내에서는 필요 이상으로 전자파에 노출되지 않도록 주의한다. TV를 켜 둔 채 잠이 들거나 머리맡에 휴대전화를 놓아두는 일이 없어야 한다. 자칫 수면 중에 적혈구가 연전을 형성하면 아침에 일어났을 때 두통이나 어지럼증 또는 어깨 결림이 생길 수 있다. 최근에 인공적으로 음이온 환경을 만들 수 있 가정용 음이온 발생 장치들도 있으니 활용해 보는 것도 좋겠다.

건강한 삶 좋은 생활이야기

〈건강한 삶, 좋은 생활이야기〉는 건강 멘토 도서출판 전나무숲에서 그동안 출간한 도서들 가운데 독자들에게 큰 사랑을 받은 건강·의학 도서를 선정하여 재구성한 시리즈입니다. 이번 시리즈를 통해 가정에서 활용 가능한 유익한 건강 지식을 좀 더 쉽고 일목요연하게 만나보실 수 있습니다.

나를 살리는 피, 늙게 하는 피, 위험한 피

초판 1쇄 발행 | 2016년 5월 2일
초판 4쇄 발행 | 2020년 1월 28일

지은이 | 다카하시 히로노리
옮긴이 | 윤혜림
펴낸이 | 강효림
펴낸곳 | 도서출판 전나무숲 檜林
출판등록| 1994년 7월 15일·제10-1008호
주소 | 03961 서울시 마포구 방울내로 75, 2층
전화 | 02-322-7128
팩스 | 02-325-0944
홈페이지| www.firforest.co.kr
이메일 | forest@firforest.co.kr

ISBN | 978-89-97484-48-5 (14510)
ISBN | 978-89-97484-43-0 (세트)